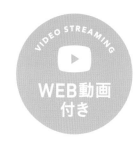

VIDEO STREAMING
WEB動画
付き

Clinical
Nursing
Skills

ひとりだちできる
心臓カテーテル看護

編著 **山﨑 正雄** NTT東日本関東病院 循環器内科 部長

▶ **基礎知識**

▶ **検査と治療**

▶ **症状とケア**

▶ **合併症と対策**

JN050286

Gakken

Clinical Nursing Skills
Cardiac Catheterization Nursing

編 集

山﨑 正雄　　　NTT東日本関東病院 循環器内科 部長

執 筆 （執筆順）

山﨑 正雄　　　（同上）

後藤 恵美子　　NTT東日本関東病院 看護部 看護主任

塚本 篤子　　　NTT東日本関東病院 放射線部 診療放射線技師

松下 匡史郎　　NTT東日本関東病院 循環器内科 主任医長

山﨑 允喬　　　NTT東日本関東病院 循環器内科

神馬 崇宏　　　NTT東日本関東病院 循環器内科

生冨 公康　　　NTT東日本関東病院 循環器内科 医長

西條 大悟　　　NTT東日本関東病院 循環器内科

佐藤 高栄　　　NTT東日本関東病院 循環器内科 医長

春木 耀介　　　NTT東日本関東病院 循環器内科

澤田 直子　　　NTT東日本関東病院 循環器内科

芦浦 大輝　　　NTT東日本関東病院 循環器内科

庄司 香織　　　NTT東日本関東病院 看護部

持田 高太朗　　NTT東日本関東病院 循環器内科

編集担当：海辺雛子，黒田周作
カバー・表紙・本文デザイン：星子卓也
表紙イラスト：日本グラフィックス
本文イラスト：zoi，日本グラフィックス，青木　隆

はじめに

　近年，心臓カテーテル室での業務は増加している．治療は低侵襲の方向にあり，新しいデバイスやカテーテル治療法が次から次へと登場する．これに伴い心臓カテーテル室での業務は増加し，より複雑さを増している．

　このような状況の中でも患者を安全に有効に治療することは，医療従事者にとって最も重大な使命である．そのために必要なことは，各医療従事者が心臓カテーテル室での業務をよく理解し協力して仕事を遂行することである．

　医師以外の医療従事者の中では看護師が患者に触れる機会が最も多く，心臓カテーテル室での業務において，その準備から患者の退室まで全ての場面に立ち会っている．そのため，看護師が業務の流れを把握し，患者を保護しつつ医師や他の医療従事者と協力し，検査や治療をスムーズに行えるようにすることは非常に重要である．

　しかし，心臓カテーテル室に配属された看護師がそこで扱われる疾病を正しく理解し，その検査や治療を行うための業務を系統的に学べるテキストはこれまで少なかった．

　本書では上記のニーズに応えるため，心臓カテーテル検査室で扱われる循環器疾患についてかなり詳しく述べている．また，検査や治療の場面において放射線を扱うため，その特性や防護に関しても詳細に記述している．そして本書で最も重要な部分である看護業務については，患者入室前の準備から退室，その後の確認作業まで時間経過に沿って全てを記載している．理解を助けるために多数の写真を掲載し，ポイントとなる業務に関しては付属動画を閲覧できるようにした．

　是非本書を活用していただき，心臓カテーテル室での看護業務がより安全で効率的になることを祈念している．

　最後に，忙しい日常臨床の合間を縫って本書の執筆に携わっていただいた著者の方々と編集部一同に深く感謝する．

2022年3月

NTT東日本関東病院　循環器内科　部長

山﨑　正雄

Contents

Web動画の見方

● 本書の内容で動画データが収録されているものには， を付けて示しました．本文や図解と併せて動画を確認すれば理解度がさらにアップします！

● 動画の再生には，トップメニューから動画を選択する方法と，直接動画を確認する方法の2つがあります．

動画の再生方法

1 トップメニューから順番に動画を確認

お使いのブラウザに，下記URLを入力するか，右の2次元バーコードを読み込むことで，メニュー画面に入ります．希望の動画を選択し再生することも可能です．

http://gakken-mesh.jp/cardiac-catheterization_nursing/

2 2次元バーコードから直接動画を確認

本文に印刷された2次元バーコードを読み取ると，動画の再生画面に直接ジャンプします．本文の解説と併せて動画を確認できます．

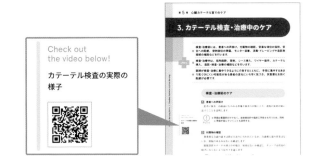

推奨閲覧環境

● パソコン（WindowsまたはMacintoshのいずれか）
● Android OS搭載のスマートフォン/タブレット端末
● iOS搭載のiPhone/iPadなど

・ OSのバージョン，再生環境，通信回線の状況によっては，動画が再生されないことがありますが，ご了承ください．
・ 各種のパソコン・端末のOSやアプリの操作に関しては，弊社ではサポートいたしません．
・ 通信費などは，ご自身でご負担ください．
・ パソコンや端末の使用に関して何らかの損害が生じたとしても，弊社は責任を負わないものとします．各自の自己責任でご対処ください．
・ 2次元バーコードリーダーの設定で，OSの標準ブラウザを選択することをお勧めします．
・ 動画に関する著作権は，すべて株式会社学研メディカル秀潤社に帰属します．本動画の内容の一部または全部を許可なく転載，改変，引用することを禁じます．
・ 動画は予告なく削除される可能性があります．

動画の一例

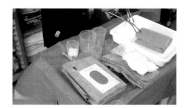

● 器械台の展開

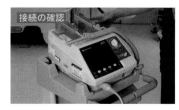

● 除細動器の点検

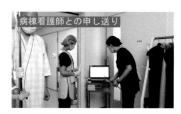

● 患者入室時の確認

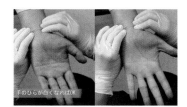

● アレンテスト

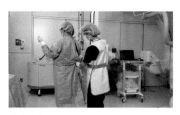

● ガウン介助

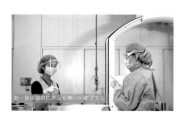

● サインアウト

動画収録内容一覧

Clinical Nursing Skills
Cardiac Catheterization Nursing

第 1 章

心臓カテーテルにまつわる基礎知識

Contents

1. 心臓カテーテルの理解に必要な循環器の解剖生理

① 心臓の構造と働き

Check

- 心臓は，両肺の中間のやや左寄りにある，ほぼ円錐形をした握りこぶし大の管腔臓器です．

- 右房，右室，左房，左室の4室からなり，僧帽弁，三尖弁，肺動脈弁，大動脈弁の4つの弁によって心臓内の血液の逆流を防いでいます．

- 全身から戻ってきた血液は，上下大静脈→右房→右室→肺動脈を経て肺で酸素を供給された後，肺静脈を経て左心房→左心室→上行大動脈に送られて，全身を循環します．

心臓の位置と構造

位置

　心臓は胸骨と第2〜6肋間の背面，左右両肺の中間のやや左寄りにあります．ほぼ円錐形をした握りこぶし大の管腔臓器で，心尖部（円錐の先端）が左下を向いています（**図1**）．

構造

　重量は300g程度で，二重の心膜（外側の線維性心膜と内側の漿液性心膜）に包まれています．漿液性心膜は薄い2枚の結合組織で構成され，その間には狭い心膜腔があり少量の心膜液（心嚢液）が存在します．

　心臓は右房，右室，左房，左室の4室に分かれています（**図2**）．右心系（右房，右室）は左心系（左房，左室）の前方に，心房は同じ側の心室より右寄りに位置します．心臓とそれに連結する血管系の位置関係を**図3**に示します．

　心室内において乳頭状に飛び出している筋を乳頭筋といい，腱索によって房室弁（三尖弁，僧帽弁）と結合しています（**図2**）．

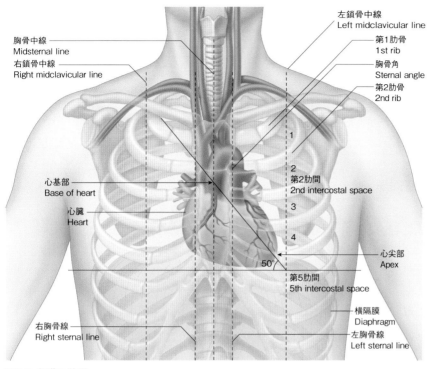

図1 ● 心臓の位置

（文献1より引用）

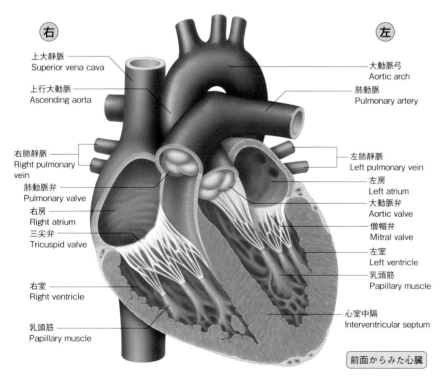

図2 ● 内腔と弁

（文献1より引用）

心臓には4つの弁があり、左右房室間に房室弁（左房室弁は僧帽弁、右房室弁は三尖弁という）、大動脈の付け根に大動脈弁、肺動脈の付け根に肺動脈弁があります。肺動脈弁は大動脈弁より高位かつ前方に位置します（図2）。弁には心筋は含まれておらず、動きは受動的であり、心臓内で血液の逆流を阻止する働きをしています。僧帽弁は2つの弁尖からなり、肺動脈弁、大動脈弁、三尖弁は3つの弁尖からなります（図4）。

心臓は心外膜、心筋、心内膜の3層からなります。心筋層は太い筋線維束がらせん状によられて輪状に配列されており、この部分が収縮することにより全身に血液を送り出す働きをしています。左室壁厚（成人：拡張末期で7〜12mm）は右室壁厚（同：2〜3mm）に比べ数倍厚い構造をしています。

心臓表面には冠（状）動脈と冠（状）静脈が走行しています（図3，4）。

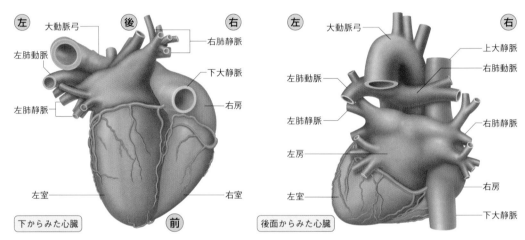

図3 ● 心臓とそれに連結する血管系の位置関係
（文献1より引用）

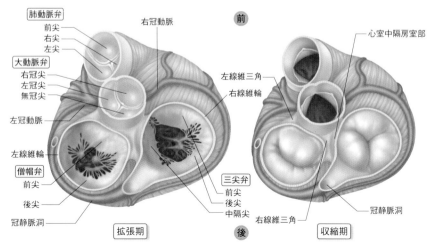

図4 ● 心臓の4つの弁
（文献2より引用）

心臓内の血液の流れ

　体内をめぐった血液は，上・下大静脈から右房，三尖弁を経て右室に入り，右室から肺動脈弁を通って肺動脈に送られます（図5）．

　肺動脈から左右の肺に送り込まれた血液は，肺で酸素を供給され，肺静脈から左房に戻ります．

　左房に戻った血液は僧帽弁を通って左室に入り，左室から大動脈弁，上行大動脈，大動脈弓を通って下行大動脈に送られ，体内を循環します．

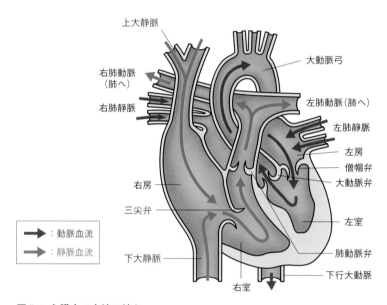

図5 ● 心臓内の血液の流れ

（文献1より引用）

引用・参考文献

1.　落合慈之監：循環器疾患ビジュアルブック，第2版．学研メディカル秀潤社，2017．
2.　吉田俊子ほか：成人看護学3［循環器］第15版，心臓の構造と機能（宮地鑑）．系統看護学講座専門II，p.18，医学書院，2019．

第1章 心臓カテーテルにまつわる基礎知識

② 冠動脈の構造

Check

- 冠動脈は，心臓に酸素と栄養を含む血液を絶えず供給し続ける役割を担っています．

- 冠動脈は大動脈の付け根にあるバルサルバ洞で分枝して，右冠動脈と左冠動脈に分かれます．

- わが国の心臓カテーテル検査室では，冠動脈の部位をAHA分類で呼ぶことが多いため，覚えておくと便利です．

冠動脈の役割（図1）

　心臓は1日に約10万回拍動しますが，そのためには心臓に常に酸素と栄養を含んだ血液が供給されなければなりません．その役割をしているのが冠動脈です．

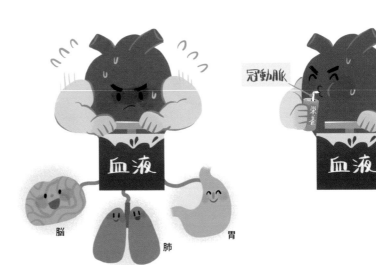

- 心臓は1日に約10万回拍動して各種臓器などに血液を送っています

- 冠動脈は心臓が拍動し続けるために必要な酸素と栄養を供給する役割を持っています

図1 ● 冠動脈の役割

冠動脈の位置と構造

冠動脈はほとんどバルサルバ（Valsalva）洞（大動脈の付け根）から分枝し，右冠動脈と左冠動脈に分かれます．左冠動脈は，さらに左前下行枝と左回旋枝に分かれ，その分岐より近位部は左主幹部といいます（図2）．

右冠動脈と左冠動脈

右冠動脈は右心房，右心室，左心室の後壁および洞結節や房室結節に血液を供給します．左冠動脈の前下行枝は左心室の上部，前部，心尖部に，回旋枝は左心房，左心室の側部，背部および洞結節に血液を供給します（図3）．

一部の起始異常を除いて多くの場合，左冠動脈は左冠尖から，右冠動脈は右冠尖から分枝します．

冠動脈の血流量は心拍出量の5％程度ですが，労作時には3〜4倍まで血流量が増加します．

右冠動脈は拡張期，収縮期を通じて血流が流れますが，左冠動脈は主に拡張期に流入し，心筋に血液を供給します．

冠動脈の部位の呼び方（AHA分類）

諸外国では，冠動脈の部位を，たとえば左前下行枝近位部，中間部などと呼びますが，わが国の心臓カテーテル検査室では，6番，7番のようにアメリカ心臓協会（AHA）分類で呼ぶことが多いです．そのため，AHA分類を覚えておくと便利です（図4）．

略語
AHA
アメリカ心臓協会：
American Heart Association

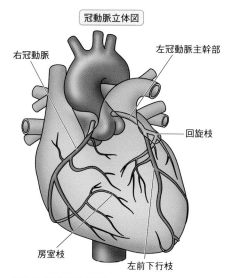

図2 ● 冠動脈立体図

（文献1より引用）

右冠動脈　左冠動脈主幹部　回旋枝　房室枝　左前下行枝

冠動脈立体図

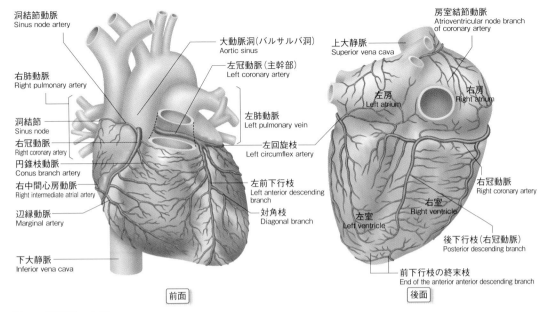

洞結節動脈
Sinus node artery

大動脈洞（バルサルバ洞）
Aortic sinus

房室結節動脈
Atrioventricular node branch
of coronary artery

左冠動脈（主幹部）
Left coronary artery

右肺動脈
Right pulmonary artery

上大静脈
Superior vena cava

左肺動脈
Left pulmonary vein

左房
Left atrium

右房
Right atrium

洞結節
Sinus node

右冠動脈
Right coronary artery

左回旋枝
Left circumflex artery

円錐枝動脈
Conus branch artery

右冠動脈
Right coronary artery

右中間心房動脈
Right intermediate atrial artery

左前下行枝
Left anterior descending branch

右室
Right ventricle

辺縁動脈
Marginal artery

対角枝
Diagonal branch

左室
Left ventricle

下大静脈
Inferior vena cava

後下行枝（右冠動脈）
Posterior descending branch

前下行枝の終末枝
End of the anterior anterior descending branch

前面

後面

図3 ● 冠動脈の走行

（文献2より引用）

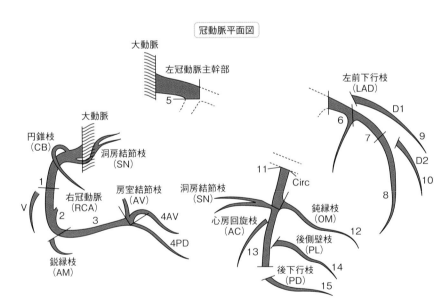

冠動脈平面図

大動脈

左冠動脈主幹部

左前下行枝
(LAD)

5

6

D1

7

9

大動脈

円錐枝
(CB)

洞房結節枝
(SN)

右冠動脈
(RCA)

房室結節枝
(AV)

洞房結節枝
(SN)

心房回旋枝
(AC)

Circ

鈍縁枝
(OM)

D2

10

11

8

12

V

1

2

3

4AV

4PD

13

後側壁枝
(PL)

14

鋭縁枝
(AM)

後下行枝
(PD)

15

図4 ● 冠動脈の部位の呼び方（AHA分類）

（文献1より引用）

引用・参考文献

1. 落合慈之監：循環器疾患ビジュアルブック，第2版．学研メディカル秀潤社，2017.
2. 吉田俊子ほか：成人看護学3[循環器] 第15版，心臓の構造と機能（宮地鑑）．系統看護学講座専門Ⅱ，p.19，医学書院，2019.

③ 刺激伝導系

● 刺激伝導系は心臓の規則的な拍動を可能にするための心内の電気的な伝導路で，自ら活動電位を反復して発生させることのできる特殊な筋線維からなります．

Check

● 最初に洞結節が電気信号を発し，房室結節→ヒス束→左脚と右脚→プルキンエ線維→左右の心室の順に伝わることで，心臓には1回の収縮が起こります．

● 刺激伝導路以外に，ケント束，マハイム線維，ジェームス束などの「副伝導路」と呼ばれる異常な刺激伝導路が存在するとき，副伝導路症候群（WPW症候群）といい，頻拍の発生に深く関与します．

刺激伝導系

　刺激伝導系は，心臓の規則的な拍動を可能にするための心内の電気的な伝導路です．

　刺激伝導系は自ら活動電位を反復して発生させることのできる特殊な筋線維（特殊心筋細胞）からなります．このため，脳や脊髄と連携した神経の刺激により活動する他の臓器と異なり，心臓は自分でペースメーカをもち自ら収縮することができます．これを自動能といいます（図1）．

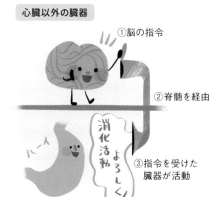

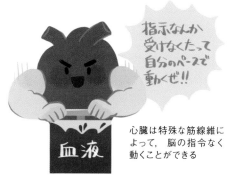

図1 ● 自動能のイメージ

　上大静脈と右房の移行部にある洞結節が最初に電気信号を発し，房室結節，ヒス束，左脚と右脚，プルキンエ線維と左右の心室に伝わって1回の収縮が起こります（**図2**，**表1**）.

　心臓全体のリズムは通常洞結節の刺激により支配されており，安静時の正常脈拍は60 ～ 100回/分です．刺激伝導系の各部位に自動能がありますが，下部ほど刺激発生頻度が少ないです．たとえば完全房室ブロックで心室調律となった場合には，心拍数は30 ～ 40回/分程度となり，永久ペースメーカの適応となります.

　各刺激伝導部位と心電図の関係を**図3**に示します.

　拍動のリズムは交感神経系と副交感神経系よりなる自律神経の支配を受けます.

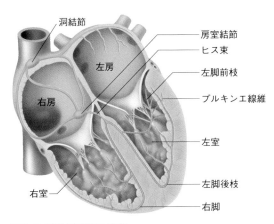

図2 ● 刺激伝導路の構造

（文献1より引用）

表1 ● 刺激伝導路

洞結節	・右冠動脈あるいは左回旋枝冠動脈から血液供給を受け，交感神経と迷走神経の末端が豊富に分布され，刺激生成頻度が調節されている.
房室結節	・右房内の冠静脈洞の近くにあり，ほとんどが右冠動脈から血液供給を受けている．これにより，右冠動脈の閉塞によって起こる下壁梗塞では，房室ブロックが高頻度に出現する．房室結節にも交感神経と迷走神経が豊富に分布され，房室伝導が調節されている.
ヒス束	・房室結節に続く太い線維．心室中隔の上部につながっている.
脚	・ヒス束の末端が2つに分かれ，右室と左室に向かう．それぞれを右脚，左脚という．左脚は分岐後すぐに前方へ向かう左脚前枝と，後方へ行く左脚後枝に分かれる.
プルキンエ線維	・刺激伝導系の終末部で，心室に広く分布し，興奮が心室のすみずみまで伝播されるようになっている.

（文献1より引用）

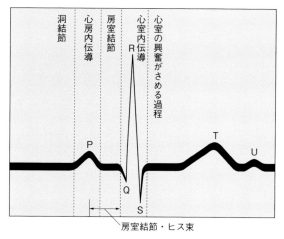

図3 ● 各刺激伝導部位と心電図の関係

（文献1より引用）

副伝導路

　上記の刺激伝導路以外に，心房と心室を直接連結するケント（Kent）束，房室結節，ヒス束，左脚または右脚と心室とを連結しているマハイム（Mahaim）線維，房室結節をバイパスさせて心房とヒス束を連結するジェームス（James）束という異常な刺激伝導路が存在する場合があり，これらを副伝導路と呼びます（**図4**）．これらは副伝導路症候群あるいはWPW症候群とよばれ，頻拍の成因に深く関与しています．

略語

WPW症候群
ウォルフ・パーキンソン・ホワイト症候群：
Wolff-Parkinson-White
syndrome

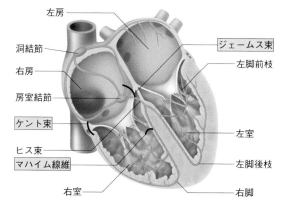

図4 ● 副伝導路

（文献1より引用）

引用・参考文献

1. 落合慈之監：循環器疾患ビジュアルブック，第2版．学研メディカル秀潤社，2017.

第1章　心臓カテーテルにまつわる基礎知識

4　穿刺部位の選択

- カテーテル検査・治療の穿刺部位は，主に動脈系(左心系)と静脈系(右心系)に分かれ，その目的により異なります．

- 近年，低侵襲性の手技を目指し，できるだけ細径のカテーテルを用いる傾向にあります．

- 穿刺部位は患者の種々の特性を考慮して決定されるため，術前の十分な観察と確認が重要です．

カテーテル検査・治療の刺入部

　カテーテル検査・治療の刺入部にはいくつかの部位があり，主に動脈系(左心系)と静脈系(右心系)に分かれます(図1)．動脈系と静脈系それぞれの検査・治療の種類を表1に示します．

　カテーテル検査・治療自体は観血的ですが，近年，できるだけ細径のカテーテルを用いながら低侵襲を目指す傾向にあります．

カテーテル検査・治療における穿刺部位

　表2に各検査・治療と主な穿刺部位を示します．近年は，各種インターベンション治療において動脈アプローチをする場合には，出血や血管合併症を少なくするため，エコーガイド下に細径の動脈を穿刺することが多くなっています．

　PCIにおいては橈骨動脈が第一選択となりますが，場合によっては遠位橈骨動脈も用います．EVTにおいては，治療病変部位に応じて浅大腿動脈，膝窩動脈，前脛骨動脈，後脛骨動脈，足背動脈も穿刺部位となります．

　スワンガンツカテーテルや体外式ペースメーカーを留置する場合には，術後の安静度や清潔保持を考慮して内頸静脈アプローチが好まれます．心筋生検は右室から行う場合と左室から行う場合では穿刺部位が異なります．

　このようにカテーテル検査・治療における穿刺部位は，その検査・治療の目的により異なります．また，個々の患者の検査・治療部位の解剖学的あるいは生理学的特性，体格・年齢・全身状態や精神状態，穿刺部位の血管の性状(蛇行・狭

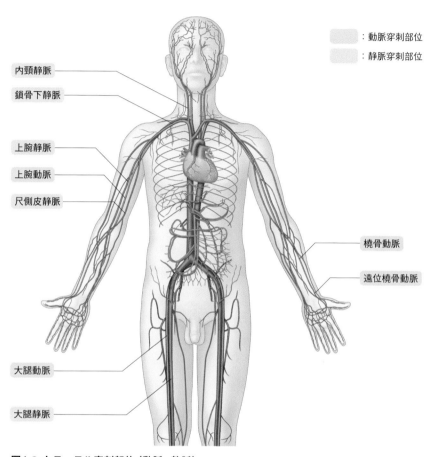

: 動脈穿刺部位
: 静脈穿刺部位

内頸静脈
鎖骨下静脈
上腕静脈
上腕動脈
尺側皮静脈
橈骨動脈
遠位橈骨動脈
大腿動脈
大腿静脈

図1 ● カテーテル穿刺部位（動脈・静脈）
（文献1より引用，改変）

表1 ● 主なカテーテル検査・治療

動脈アプローチ	静脈アプローチ
冠動脈造影	スワンガンツカテーテル
左室造影	ペースメーカー留置術(体外式・恒久)
大動脈造影	バルーン肺動脈形成術(BPA)
心筋生検(左室)	心筋生検(右室)
経皮的冠動脈インターベンション(PCI)	下大静脈留置フィルタ留置
四肢動脈に対する血管内治療(EVT)	カテーテルアブレーション(動脈穿刺も)
経カテーテル的大動脈弁留置術(TAVI)	マイトラクリップ
大動脈内バルーンパンピング(IABP)	

第1章　心臓カテーテルにまつわる基礎知識

略語

PCI
経皮的冠動脈インターベンション：percutaneous coronary intervention

EVT
四肢動脈に対する血管内治療：endovascular treatment

TAVI
経カテーテル的大動脈弁留置術：transcatheter aortic valve implantation

IABP
大動脈内バルーンパンピング：intra-aortic balloon pumping

BPA
バルーン肺動脈形成術：balloon pulmonary angioplasty

表2 ● 主なカテーテル検査・治療における穿刺部位

主なカテーテル検査・治療 \ 主な穿刺部位	動脈系				静脈系			
	遠位橈骨動脈	橈骨動脈	上腕動脈	大腿動脈	内頸静脈	上腕静脈	鎖骨下静脈	大腿静脈
冠動脈造影・左室造影・大動脈造影・PCIなど	○	○	○	○				
EVT		○	○	○				
TAVI				○				
マイトラクリップ								○
IABP			○	○				
BPA・下大静脈フィルタ留置					○			○
カテーテルアブレーション					○			○
スワンガンツカテーテル					○	○		○
恒久ペースメーカ植込み術							○	
体外式ペースメーカ植込み術					○		△	○
心筋生検					○	○		○

窄・閉塞・石灰化の有無など）などを考慮してアプローチ部位は決定されるので，術前に患者をよく観察して術者と共に穿刺部位を確認することが重要です．

　止血は用手圧迫あるいは穿刺部位に応じた止血デバイスで行います．術後の安静度や安静時間に関しても情報共有することが大切です．

引用・参考文献

1.　落合慈之監：循環器疾患ビジュアルブック，第2版．学研メディカル秀潤社，2017．

2. 心臓カテーテル室の俯瞰

Check

● 心臓カテーテル室は心血管撮影システムを設置した検査室と操作室からなり，検査室は放射線管理区域であるため，外部にX線が漏れないよう鉛入りの壁や扉，放射線遮蔽ガラスが使用されています．

● カテーテルによる検査や治療を安全かつ効果的に行うために，診療・治療支援機器，治療用デバイスおよび機材，緊急時に使用する機器など，さまざまな物品が備えられています．

● 清潔操作を行える治療室として換気空調が管理され，術者が治療を行いやすよう照明が調整できるように設計されています．

　心臓カテーテル室（以下，心カテ室）は，X線装置である心血管撮影システムが設置された血管撮影を行う検査室と操作室から構成されています．検査室はX線が外部に漏れないよう鉛入りの壁や扉，放射線遮蔽ガラスが使用され，放射線管理区域として管理しています．

　心カテ室内には，心臓カテーテル検査や治療を安全にかつ効果的に行うため，さまざまな機器が置かれています．また，清潔操作を行える治療室として換気空調は管理され，術者が治療しやすいよう照明を調整できる設計となっています．

診療・治療支援機器

心血管撮影システム（図1）

　血管内に造影剤を注入し，その流れをX線で撮影することで血管の走行や形状などを観察します．X線が出る血管撮影装置（シネアンギオ）と，装置に連動して上下左右に動く検査台で構成されています．

　血管撮影装置には，X線管と検出器が1対で構成されているシングルプレーン方式と，X線管と検出器が2対で構成されているバイプレーン方式があります．筆者の所属施設の心カテ室の血管撮影装置はバイプレーン方式を備えており，1回の造影剤注入で2方向同時撮影が可能です．そのため，造影剤の使用量と撮影回数の減少かつ時間短縮が可能となり，患者の負担は軽減されます．

　検査台はカーボン素材が使用され，撮影した画像に映らないよう工夫されています．造影剤の注入には造影剤自動注入装置（オートインジェクター）が用いられることが多いです．

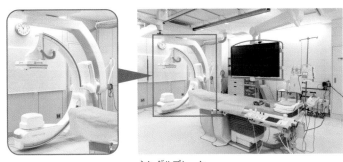

シングルプレーン

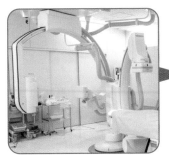

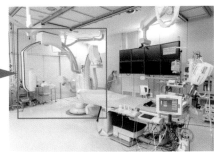

バイプレーン

図1 ● 心カテ室内の心血管撮影システム

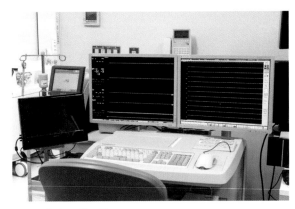

図2 ● 心カテポリグラフ

心カテポリグラフ（多目的患者監視モニタ）（図2）

　12誘導心電図，心拍数，血圧，動脈血酸素飽和度などをリアルタイムに表示します．また，心内圧解析や演算機能により血行動態を解析，計測することができます．

血管内イメージング装置（図3，4）

　血管内を詳しく評価するための画像診断機器である，血管内超音波（IVUS）や光干渉断層撮影装置（OCT）などがあります．血管内腔を観察し，プラークの性状や血管径測定などが可能であり内腔の評価ができます．

略語

IVUS
血管内超音波：intra-vascular ultrasound

OCT
光干渉断層撮影装置：optical coherence to-mography

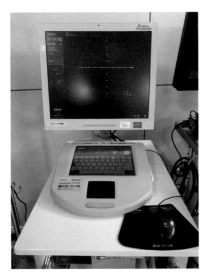

図3 ● 血管内超音波（IVUS）

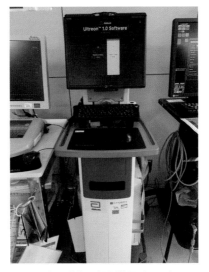

図4 ● 光干渉断層撮影装置（OCT）

治療用デバイスおよび機材

ステントおよびカテーテル収納棚（図5）

　経皮的冠動脈インターベンション（PCI）に使用する治療用デバイスとして，さまざまな種類のバルーンカテーテルやステントがあります．バルーンやステントは直径や長さなどの違いがあり，複数のメーカーの治療用デバイスを常備しています．名称やサイズを確認してすぐに取り出せるよう収納しています．

略語

PCI
経皮的冠動脈インターベンション：percutaneous coronary intervention

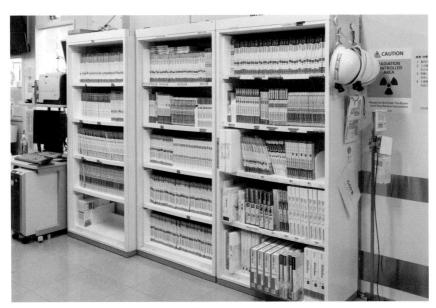

図5 ● ステントおよびカテーテル収納棚

第1章　心臓カテーテルにまつわる基礎知識

17

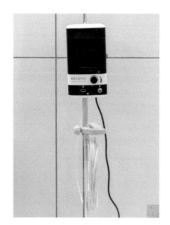

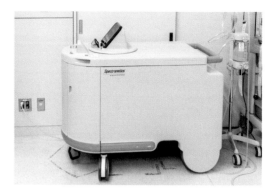

図6 ● ロータブレーター   図7 ● エキシマレーザー

血管内高速回転アテレクトミー（ロータブレーター：Rotablator）（図6）

　石灰化があるためにバルーンが拡張しない病変に対し使用します．ダイアモンドチップが埋め込まれたバーが高速回転し病変を切削します．

エキシマレーザー（Excimer Laser）（図7）

　冠動脈に挿入されたカテーテルの先端から照射されるエキシマレーザーによってプラーク組織を蒸散させることで，閉塞した血管を開通させます．

緊急時に使用する機器

　心臓カテーテル検査，治療中は急変するリスクが常にあるため，すぐに対応できるよう機材を常備し，動作不良がないよう点検し準備しています．

除細動器（図8）

　致死的不整脈や頻脈性不整脈に対し，正常な調律（洞調律）に戻す目的で，電気ショックを行います．

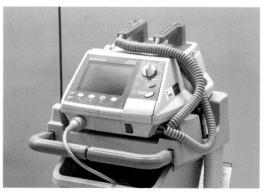

図8 ● 除細動器

大動脈内バルーンパンピング（IABP）（図9）

補助循環装置のなかでもっとも使用頻度が高い機器です．カテーテル先端の
バルーンを心臓の収縮期と拡張期に合わせて作動させ，機械的に心臓のポンプ
機能をサポートします．虚血状態でダメージを受けた心臓に対し，心負荷軽減・
冠血流量増加，心筋酸素消費量の減少をはかります．

経皮的心肺補助装置（PCPS）（図10）

経皮的に大腿動静脈にカニューレを挿入し，遠心ポンプと膜型人工肺を用い
て心臓と肺の機能を素早く補助します．心肺停止や心原性ショックに対する緊
急心肺蘇生などで使用します．

体外式ペースメーカー（図11）

徐脈や高度房室ブロックにより心拍出量低下を生じた場合などに，経皮的に
大腿静脈や内頸静脈からペーシングリードを一時的に留置し，体外のジェネ
レータ（ペースメーカー本体）と接続して使用します．

略語

IABP
大動脈内バルーンパンピ
ング：intra-aortic
balloon pumping

略語

PCPS
経皮的心肺補助装置：
percutaneous cardio-
pulmonary support

第1章　心臓カテーテルにまつわる基礎知識

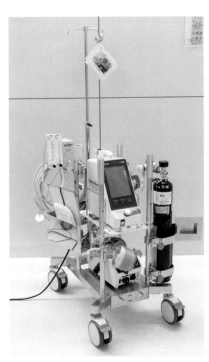

図9 ● 大動脈内バルーンパンピング　　　　図10 ● 経皮的心肺補助装置（PCPS）

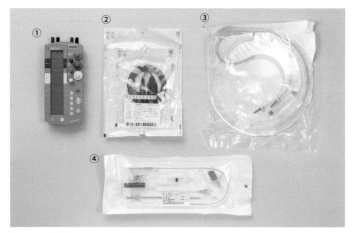

図11 ● 体外式ペースメーカーセット
①体外式ペースメーカー本体　②電極コード　③電極カテーテル　④シース

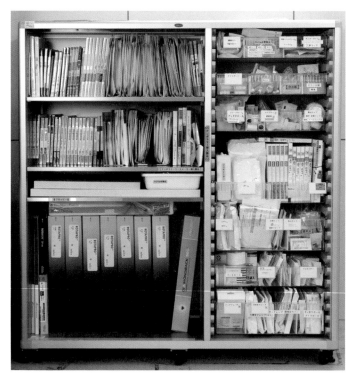

図12 ● 物品棚

物品棚（図12）

　心カテで使用するさまざまな滅菌物などの医療材料は看護師の動線を考え，すぐに取り出せるように収納しています．カテ室ではたくさんの種類の物品を必要としますが，心カテ室内に収納するものは使用頻度の高いものやすぐに必要なものを選定し必要定数を決めることで，物品が溢れないように整理整頓しています．

薬品カート（図13）

　薬品カートには，緊急で使用する薬剤や使用頻度の高い薬剤を選定し，必要
定数を収納しています．

　物品の不足がないように，毎日点検を行います．

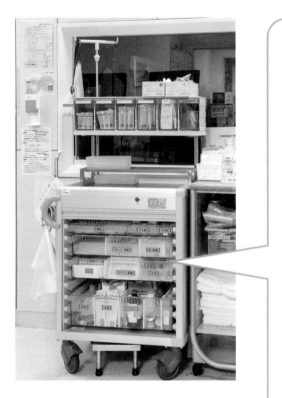

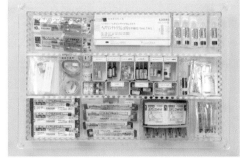
1段目：薬品

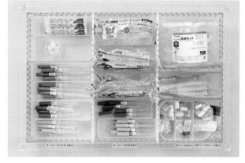
2段目：穿刺針

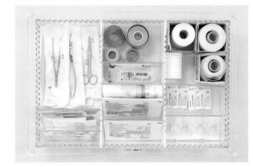
3段目：三方活栓，テープ類，縫合針，鑷子，剪刀

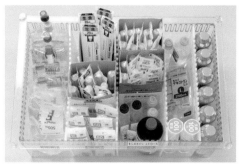
4段目：消毒薬，点滴類

図13 ● 薬品カート

引用・参考文献

1.　濱嵜裕司：今さら聞けない心臓カテーテル 第3版．メジカルビュー，2021．
2.　塚本篤子：第12回 心・血管撮影技術基礎教育セミナー．循環器画像技術研究会，2018．

3. 心臓カテーテルの全体像

Clinical Nursing Skills ｜ Cardiac Catheterization Nursing

Check

● 心臓カテーテル検査では，内腔のある細い管状のカテーテルを経静脈的または経動脈的に血管内へ挿入，留置することによって，心内圧，血行動態，血液酸素飽和度などのデータが得られます．

● 検査の目的により，右心カテーテル検査と左心カテーテル検査が選択されます．

● 検査の結果から，手術や冠動脈形成術の適応，心不全の治療方針が決定されます．

心臓カテーテル検査

　カテーテルとは一般的に内腔のある細い管状のものを指し，循環器領域では血管内へ挿入，留置するものを指します．多くは直径1 〜 2mmで，経静脈的，経動脈的に挿入します．

　心臓カテーテル検査には右心カテーテル検査（スワンガンツカテーテル挿入や留置による各種の心内数値測定やモニタリング，右房造影，右室造影，肺動脈造影，右室心筋生検など）と左心カテーテル検査（冠動脈造影，左室造影，大動脈造影，左室心筋生検など）があります（図1）．

右心カテーテル検査

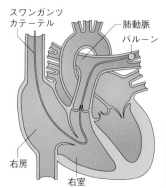

- 心内数値測定
- モニタリング
- 右房造影
- 右室造影
- 肺動脈造影
- 右室心筋生検　など

左心カテーテル検査

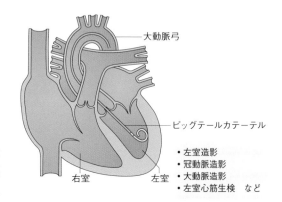

- 左室造影
- 冠動脈造影
- 大動脈造影
- 左室心筋生検　など

図1 ● 右心カテーテル検査と左心カテーテル検査

心臓カテーテル検査で得られる心内圧，血行動態，血液酸素飽和度の基準値を**表1**に示します．カテーテル検査の結果から，手術適応や冠動脈形成術の適応，心不全の治療方針が決定されます．

右心カテーテル検査[*1]

穿刺部位は，内頸静脈，鎖骨下静脈，大腿静脈，尺側皮静脈などで，スワンガンツカテーテルを心内へ挿入し，圧測定，酸素飽和度測定，心拍出量（CO）／心係数（CI）測定を行います．単回の場合と留置して持続モニタリングを行う場合があります．

心係数と肺動脈楔入圧（PCWP）を測定することで，心不全の重症度をみることができます（Forrester分類）．

酸素飽和度測定では，心房中隔欠損症（ASD）などの先天性心疾患の短絡の重症度評価も行えます．

右室造影（RVG），肺動脈造影（PAG）も同じ経路で行います．

右房・右室造影では，先天性心疾患，三尖弁閉鎖不全（TR）などを評価できます．また，肺動脈造影（PAG）では，肺血栓塞栓症（PTE），肺動脈分枝狭窄症などを評価できます．

徐脈性不整脈に対する一時ペーシングも静脈からアプローチして右室内へ留置します．

左心カテーテル検査[*2]

橈骨動脈，上腕動脈，大腿動脈などを穿刺して各種カテーテルを挿入します．

カテーテルには，左室造影用のピッグテールカテーテル（**図2**），冠動脈造影用のカテーテルなどがあります．

測定可能な数値項目は，大動脈圧（AOP），左室拡張末期圧（LVEDP），左室駆出率（LVEF），左室拡張末期容積係数（LVEDVI）などで，大動脈弁狭窄症の場合には左室−大動脈圧較差をもとに大動脈弁口面積が計算できます．

造影検査には，左室造影（LVG），冠動脈造影（CAG），大動脈造影（AOG）があります．

左室造影では，左室の壁運動異常の有無，僧帽弁閉鎖不全症（MR）の程度が評価でき，左室駆出率の計測ができます．

冠動脈造影では，左右の冠動脈入口部にカテーテルを挿入し造影剤を注入することにより，冠動脈の走行，形態，病変部などの評価ができます．また，先端に圧センサーのついたプレッシャーワイヤーを冠動脈狭窄部の遠位に挿入して心筋血流予備量比（FFR）などを計測し，機能的評価を行う場合があります．狭心症の症例では冠動脈造影の結果により，経皮的冠動脈インターベンション

[*1] 右心カテーテル検査については，2章2.右心カテーテル検査（p.74〜78）で更に詳しく説明しています．

略語

ASD
心房中隔欠損症：atrial septal defect

RVG
右室造影：right ventriculography

PAG
肺動脈造影：pulmonary angiography

TR
三尖弁閉鎖不全：tricuspid regurgitation

PTE
肺血栓塞栓症：pulmonary thromboembolism

[*2] 左心カテーテル検査については，2章3.左心カテーテル検査（p.79〜82）で更に詳しく説明しています．

略語

LVEDVI
左室拡張末期容積係数：left ventricular end-diastolic volume index

LVG
左室造影：left ventriculography

CAG
冠動脈造影：coronary angiography

AOG
大動脈造影：aortography

MR
僧帽弁閉鎖不全症：mitral regurgitation

FFR
心筋血流予備量比：fractional flow reserve

第1章 心臓カテーテルにまつわる基礎知識

表1 ● 心臓カテーテル検査で得られる主な項目

	測定部位	収縮期圧	拡張期圧	平均値	評価
心内圧 （mmHg）	中心 静脈圧 （CVP）			2〜8	・大静脈系の圧力であり，右房圧と近似し，心臓の前負荷ならびに循環血液量の指標として重要．CVPの減少は，循環血液量減少，血管拡張を示唆する．CVPの増加は，循環血液量増加・血管収縮を示唆する．とくに動脈圧の低下とCVPの増加が同時に生じた場合は，うっ血性心不全を示唆する．
	右房圧 （RAP）	v波： 2〜10	a波： 2〜10	2〜6	・平均圧の低下は循環血液量の減少，上昇は血管内液貯留状態，右心不全，心タンポナーデを示唆する．v波の上昇は三尖弁逆流，右心不全などを，a波の上昇は三尖弁狭窄などを示唆する．
	右室圧 （RVP）	15〜30	2〜8		・収縮期圧の上昇は肺高血圧症，肺動脈狭窄，左心不全の進行などを示唆する．拡張期圧の上昇は右心不全，心タンポナーデなどを示唆する．
	肺動脈圧 （PAP）	15〜30	4〜12	10〜18	・平均値の上昇は肺血流量増加，肺血管抵抗上昇などを示唆する．
	肺動脈 楔入圧 （PCWP）	v波： 3〜15	a波： 3〜15	4〜12	・楔入（S-Gカテーテルが肺動脈末梢まで挿入され，肺動脈がバルンで閉塞されている状態）の状態では，カテーテルの先端の圧は肺静脈・左房圧とほぼ等しくなる．
	左房圧 （LAP）	v波： 6〜20	a波： 4〜16	4〜12	・平均圧の低下は循環血液量減少，上昇は血管内液貯留状態，右心不全，心タンポナーデなどを示唆する．a波の上昇は僧帽弁狭窄，v波の上昇は僧帽弁逆流，左心不全，心室中隔欠損を示唆する．
	左室圧 （LVP）	150以下	5〜12		・収縮期圧の上昇は高血圧症，大動脈弁狭窄，閉塞性肥大型心筋症などを示唆する．拡張期圧の上昇は左心不全，大動脈弁疾患などを示唆する．
	大動脈圧 （AOP）	150以下	60〜90	70〜105	・収縮期圧の上昇は高血圧症，動脈硬化症，大動脈弁閉鎖不全症（AR），低下は大動脈弁狭窄症（AS），心不全，循環血液量減少を示唆する．

血行動態	心拍出量 （CO）	4〜8L/分	● 1分間に心臓が拍出する血液量のこと．S-Gカテーテルの先端を肺動脈に置くと，右房のところに近位孔がくる．その近位孔から冷生理食塩液を急速注入し，カテーテル先端の温度感知部で血液温度の変化を感知することで，心拍出量を測定する（熱希釈法）．心拍出量は身体の大きさによって変化するため，体表面積（m^2）での分時心拍出量〔心係数（CI）〕で評価する．
	心係数 （CI）	2.5〜4.0 L/分/m^2	● 心拍出量÷体表面積．心係数（CI）と肺動脈楔入圧によって病態分類を行う．これがフォレスター分類である．
	1回拍出量（SV）	6〜130mL	● 心拍出量÷心拍数（またはLVEDV−LVESV）
	1回拍出係数（SI）	35〜70mL/m^2	● 心係数（CI）÷心拍数
	左室拡張末期容積（LVEDV） 左室拡張末期圧（LVEDP） 左室収縮末期容積（LVESV）	50〜95mL/m^2 3〜12mmHg 20〜35mL/m^2	
	左室駆出率（LVEF）	60〜75%	● （LVEDV−LVESV）÷LVEDV ● 60%以下は心機能の低下を示唆する．
血液酸素 飽和度 （%）		右房で70〜75，左房で95以上	● 肺血流量と体血流量の比，短絡率を求める．右房での上昇は心房・心室中隔欠損症，バルサルバ洞動脈瘤破裂などを示唆する．

（落合慈之監：循環器疾患ビジュアルブック，第2版．p.56，学研メディカル秀潤社，2017）

略語

CVP
中心静脈圧：central venous pressure

RAP
右房圧：right atrial pressure

RVP
右室圧：right ventricular pressure

PAP
肺動脈圧：pulmonary arterial pressure

PCWP
肺動脈楔入圧：pulmonary capillary wedge pressure

LAP
左房圧：left atrial pressure

LVP
左室圧：left ventricular pressure

AOP
大動脈圧：aortic pressure

AR
大動脈弁閉鎖不全症：aortic regurgitation

AS
大動脈弁狭窄症：aortic stenosis

CO
心拍出量：cardiac output

CI
心係数：cardiac index

SV
1回拍出量：stroke volume

SI
1回拍出係数：stroke index

LVEDV
左室拡張末期容積：left ventricular end-diastolic volume

LVEDP
左室拡張末期圧：left ventricular end-diastolic pressure

LVESV
左室収縮末期容積：left ventricular end-systolic volume

LVEF
左室駆出率：left ventricular ejection fraction

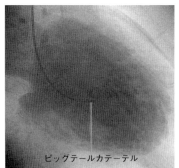
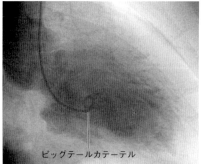

ピッグテールカテーテル　　　　　ピッグテールカテーテル

拡張期（RAO）　　　　　　　　　収縮期（RAO）

拡張型心筋症(DCM)では，左室が明らかに拡大しており，かつ収縮が全周性に乏しい．

図2 ● ピッグテールカテーテルを用いた拡張型心筋症の左室造影

（落合慈之監：循環器疾患ビジュアルブック，第2版．p.58，学研メディカル秀潤社，2017）

略語

PCI
経皮的冠動脈インターベンション：percutaneous coronary intervention

DCM
拡張型心筋症：dilated cardiomyopathy

CABG
冠動脈バイパス手術：coronary artery bypass grafting

（PCI）または冠動脈バイパス手術（CABG）などの治療を選択します．

　大動脈造影では，大動脈弁閉鎖不全症の逆流や上行大動脈の径や走行の評価ができます．

引用・参考文献

1.　落合慈之監：循環器疾患ビジュアルブック，第2版．学研メディカル秀潤社，2017．

4. 心臓カテーテルにかかわる スタッフと看護師の役割

Check

- カテーテル室は，医師，看護師，診療放射線技師，臨床工学技士がそれぞれの役割を果たし，協力しながら業務を行っています．

- 患者が安全に安心して検査や治療を受けられるよう，各職種が共通の目標に向かい，互いを理解し支え合いながら連携することが大切です．

- 医師が忙しければ看護師が，看護師が忙しければ臨床工学技士が，臨床工学技士が忙しければ診療放射線技師が補助するなど，声を掛け合いながら互いの業務を補助し協力しています．

　心臓カテーテル室（以下，心カテ室）は医師だけでなく，看護師，診療放射線技師，臨床工学技士がそれぞれの役割を果たし，協力しながら業務を行っています．患者が安全に，安心してカテーテル検査や治療を受けられるよう，それぞれの職種が共通の目標に向かい，お互いを理解し支え合いながら連携することを大切にしています．当院における心カテ室にかかわるスタッフの大まかな役割分担について**図1**にまとめます．

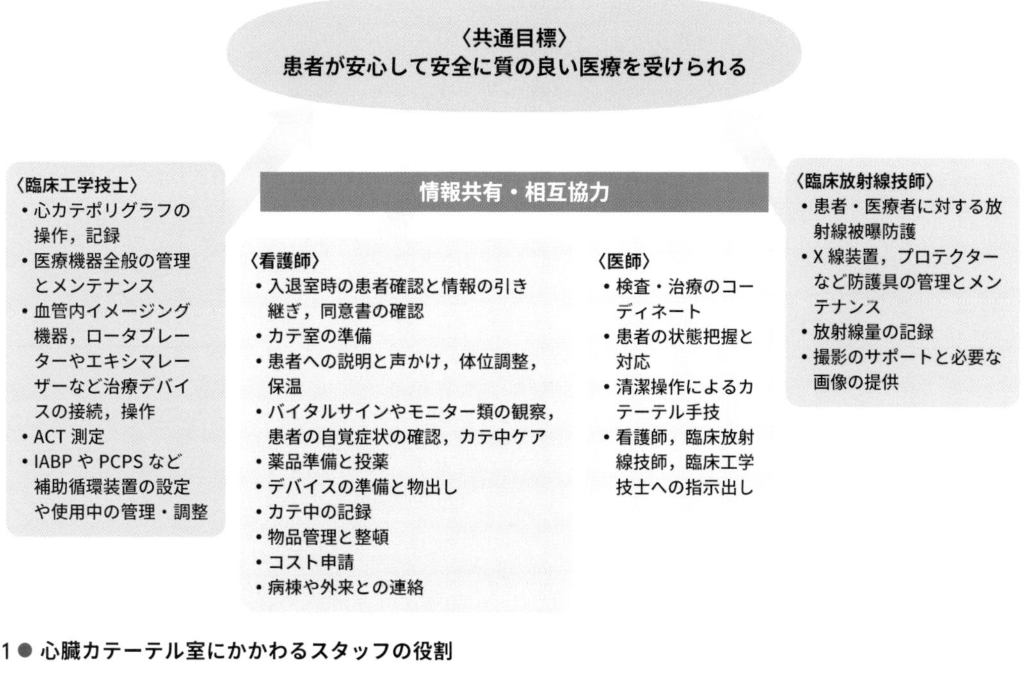

〈共通目標〉
患者が安心して安全に質の良い医療を受けられる

情報共有・相互協力

〈臨床工学技士〉
- 心カテポリグラフの操作，記録
- 医療機器全般の管理とメンテナンス
- 血管内イメージング機器，ロータブレーターやエキシマレーザーなど治療デバイスの接続，操作
- ACT測定
- IABPやPCPSなど補助循環装置の設定や使用中の管理・調整

〈看護師〉
- 入退室時の患者確認と情報の引き継ぎ，同意書の確認
- カテ室の準備
- 患者への説明と声かけ，体位調整，保温
- バイタルサインやモニター類の観察，患者の自覚症状の確認，カテ中ケア
- 薬品準備と投薬
- デバイスの準備と物出し
- カテ中の記録
- 物品管理と整頓
- コスト申請
- 病棟や外来との連絡

〈医師〉
- 検査・治療のコーディネート
- 患者の状態把握と対応
- 清潔操作によるカテーテル手技
- 看護師，臨床放射線技師，臨床工学技士への指示出し

〈臨床放射線技師〉
- 患者・医療者に対する放射線被曝防護
- X線装置，プロテクターなど防護具の管理とメンテナンス
- 放射線量の記録
- 撮影のサポートと必要な画像の提供

図1 ● 心臓カテーテル室にかかわるスタッフの役割

カテ室は急性心筋梗塞や不安定狭心症など，急性冠症候群を発症した患者の緊急カテーテル治療を迅速に行うことが求められます．とくに夜間や休日は少ない人数で安全に迅速に治療をやり遂げなければなりません．そのため，役割分担は決めていますが，医師が忙しければ看護師が補助し，看護師が忙しければ臨床工学技士が補助し，臨床工学技士が忙しければ診療放射線技師が補助するなど，スタッフ全員で声を掛け合いながらお互いの業務を補助し協力しています．

看護師の役割

入退室する患者の管理と調整

関係部署や他職種チームと情報共有しながら，日々の予定検査や治療が円滑に行われるよう，入退室のコーディネートをします．前日に患者へオリエンテーションを行い，患者が不安に思っていることなどを傾聴したり，アレルギーや禁忌薬など注意事項を確認し，看護チームで情報共有しケアにつなげています．また，複数の患者が順番に検査や治療を行うカテ室では，患者が余裕をもって入室できるよう，事前に病棟へカテーテルの順番や予定時間を連絡するなどの連携も重要となります．

検査・治療中のケア

カテーテル中のバイタルサインや患者の自覚症状の確認は，清潔野から離れられず手技をしている医師に代わり看護師が行うことが多く，バイタルサインや心電図が変化した場合は，すぐに医師へ報告し対応します．治療中の急変に対応するためには，緊急時に使用する薬品や物品，補助循環装置に対する知識が必要であり，緊急時にどう動くべきかチームでシミュレーションをするなどトレーニングが重要となります．また，カテーテル治療は患者が覚醒した状況で行うことがほとんどであるため，治療中の胸痛などの疼痛や気分不快などを察知し声かけを行い，自覚症状出現時の不安を取り除くことも大切です．

薬品の管理と準備

心カテで使用する薬品は，血管作動薬や鎮痛薬，鎮静薬などであり，血圧や脈拍などのバイタルサインに影響する薬品がほとんどです．そのため，薬の作用や投与量，投与方法などの知識をもつことが患者の安全につながります．治療中は医師からの口頭指示も多く，ルールに沿った確実な確認行為が重要となります．

物品の管理と準備

　物品の準備，清潔操作での物出しも看護師の大切な役割です．検査や治療をスムーズに進行するためには，素早く正確にそれらを行う必要があります．治療用デバイスの種類や用途，特徴を知ることや，物品をとりやすい場所に収納し明確に表示すること，いつでも安全に使用できるように滅菌期限の確認を行うなど環境整備も重要です．

臨床工学技士の役割

　臨床工学技士は，心カテポリグラフを操作し，検査・治療中のバイタルサイン（心電図・血圧・脈拍・動脈血酸素飽和度など）を管理します．また，右心カテーテル検査や左心カテーテル検査で，心内圧測定，弁口面積測定，シャント率測定なども行っています．

　そのほかに，血管内イメージングの操作，治療用デバイスの接続と機器操作，不整脈治療における機器の操作，各種補助循環装置の操作など，治療に必要な機器の操作や管理を行います．

- ●筆者の施設では，デバイスの準備や物出し，活性化凝固時間（ACT）測定や血液ガス測定など，看護師と臨床工学技士が繁忙度に応じて協力し合っている．

診療放射線技師の役割

　診療放射線技師は，目的に応じた血管を撮影し，撮影した画像を術者が観やすいように加工することや，さまざまな放射線画像を提供することで検査，治療のサポートを行います．そのほか，撮影した画像データの保管や管理，心血管撮影システムなどの放射線機器の管理も行います．

　また，患者や術者，心カテ室スタッフの放射線被ばくの管理や，被ばく低減に向けた教育と指導も重要な役割となります．

引用・参考文献

1.　阿古潤哉：すごくわかる！心臓カテーテル（ハートナーシング2018年秋季増刊）．メディカ出版，2018．

5. 心臓カテーテル室での放射線防護

Check

● 放射線を使用した診断や治療では，国際放射線防護委員会(ICRP)の提唱する「放射線防護の三原則」を守り「放射線外部被ばく防護の三原則」を考えて患者とスタッフの被ばく線量をできるだけ下げるようにします．

● 患者が受ける被ばくは主にX線機器による直接線によるもののため，機器の調整・透視撮影条件の設定や遮蔽の工夫などにより被ばく線量を抑えます．

● 医療者側が受ける被ばくは主に患者から出る散乱線によるもののため，防護服・防護具の正しい着用・使用と患者の被ばく線量を抑えることが医療者側の防護となります．

略語

PCI
経皮的冠動脈インターベンション：percutaneous coronary intervention

　近年，放射線を使用した経皮的冠動脈インターベンション (PCI)は，手技や機器の発達により適応範囲が広がり，多くの件数が施行されています．また，長時間の治療が必要となる複雑な病変に対しても行われるようになりました．

　その結果，患者の被ばく線量ひいては術者・スタッフの被ばく線量が増えることが考えられるため，放射線防護は重要になります．

　ここでは，放射線防護の基礎と心臓カテーテル室での放射線防護を中心に解説していきます．

放射線防護の基礎

略語

ICRP
国際放射線防護委員会：International Comission on Radiological Protection on comitt

　国際放射線防護委員会 (ICRP)は，放射線を利用する場合の放射線防護の目的とその体系について，Publication103 (2007年勧告)のなかで，

> 目的
> 　被ばくに関連する可能性のある人の望ましい活動を過度に制限することなく，放射線被ばくの有害な影響に対する人と環境の適切なレベルでの防護に貢献することである．
> 放射線防護体系
> 　第1に人の健康を防護することを目的としている．その健康のための目的は比較的単純である．すなわち，電離放射線による被ばくを管理し，制御すること，その結果，確定的影響を防止し，確率的影響のリスクを合理的に達成できる程度に減少させることである．

と述べており，

「放射線防護の三原則」として

> 「正当化」・「防護の最適化」・「線量限度の適用」

を提言しています[1].

放射線防護の三原則

「正当化」とは,「放射線を使用する行為は損害(リスク)より便益(ベネフィット)を大きくすべきである」ということです.

「防護の最適化」は,「経済的及び社会的な要因を考慮して,放射線量を合理的に達成できる限り低く*1保たれるべきである」という原則で「放射線を使うことが正当である(正当化)」と認められた後に実行されます.

Point
- 防護の最適化は,必ずしも被ばく線量を最小化するものではなく,放射線防護手段に必要となる経費,個人の被ばく線量,防護の方法,診断能や画質などを考慮して被ばく線量をできる限り低くするものである.
- 医療における放射線防護の最適化を推進させるためにICRPのPublication73(1996年勧告)で診断参考レベルが提唱され,Publication103(2007年勧告)により明確にその有用性が示された.
- わが国では,2015年に初の診断参考レベルが公表され,2020年に改訂された(DRLs2020)[2].

「線量限度」は,「計画被ばく状況から個人が受ける,越えてはならない実効線量又は等価線量の値」としています.

被ばくのカテゴリー

被ばくのカテゴリーとしては,「職業被ばく」・「公衆被ばく」・「医療被ばく」の3つに分類しています.

「職業被ばく」は,放射線作業者がその作業の過程で受けるすべての被ばくで,医療においては,放射線診療に関わるスタッフの被ばくが該当します.

「公衆被ばく」は,職業被ばくと医療被ばく及び通常の局地的な自然バックグラウンド放射線*2を除いた被ばくです.

「医療被ばく」は,放射線診療を受ける患者の被ばくで,他の2つのカテゴリーと異なり,患者は被ばくすることでデメリットも受けるがメリットも受けるという特殊な状態です.そのため,受けられるメリットを阻害する可能性を考慮して線量限度がありません.

被ばくのタイプ

ICRP Publication103(2007年勧告)では,被ばく状況のタイプを,「計画被ばく」・「緊急時被ばく」・「現存被ばく」の3つに分けており,医療被ばくは「計画被ばく」に該当します.

被ばくには「外部被ばく」(身体の外から受ける被ばく)と「内部被ばく」(身体

用語解説
＊1 ALARA(アララ)の原則
防御の最適化は英文にした際の「放射線量を合理的に達成できる限り低く→as low as reasonably achievable」の頭文字をとって「ALARAの原則」と呼ばれている.

略語
DRLs
診断参考レベル:diagnostic reference levels

用語解説
＊2 バックグラウンド放射線
宇宙線や地球上に存在する放射線物質,体内で自然発生している放射線などの日常的に存在している自然発生放射線.

第1章 心臓カテーテルにまつわる基礎知識

の中から受ける被ばく：アイソトープ検査など）があり，心臓カテーテル検査室で受ける被ばくは，患者もスタッフも「外部被ばく」に該当します.

放射線による人体への影響

人体への影響には，組織反応（確定的影響）と確率的影響があります.

組織反応（確定的影響）

組織反応は，放射線により相当数の細胞が失われることによっておこる影響で，同じ線量を多数の人が被ばくしたとき全体の1%の人に症状が現れる「しきい値（線量）*³」があり，それ以下の線量では起こりません．また，組織反応では，被ばく線量が多くなるほど障害重篤度が重くなるのが特徴です．心臓カテーテル検査で患者が受ける影響としては，主に皮膚障害（**表1**）が考えられます.

用語解説
＊3　しきい値（線量）
特定の数値以上なら影響が現れ，それ以下なら影響は現れないというもの.

確率的影響

確率的影響は，放射線により細胞が変異することによって起こります．また，しきい値をもっておらず，「どんなに少ない線量でも影響の発生確率は0ではない」ということを意味しています.

略語
LNT
直線しきい値なし：
linear non-threshold

現在，わが国はICRPと同様に「直線しきい値なし（LNT）モデル」に根拠をおいています．しかし，原爆被爆者の10万人の調査によると，現状では100mSv以下の被ばくによる発がんリスクは統計学的に有意な増加は認められておらず，100mSv以下の影響については世界でも議論されているところで，正確にはわかっていません．確率的影響の主な障害は，がん（白血病を含む）と，遺伝

表1 ● 放射線皮膚障害における皮膚反応のしきい線量と発症までの時間

皮膚の影響	おおよそのしきい線量（Gy）	発症までの時間
早期一過性紅斑	2	2～24時間
主紅斑反応	6	1.5週以内
一過性脱毛	3	3週以内
永久脱毛	7	3週以内
乾性落屑	14	4週以内
湿性落屑	18	4週以内
二次性潰瘍	24	＞6週
晩期紅斑	15	8～10週
虚血性皮膚壊死	18	＞10週
皮膚萎縮症（第1期）	10	＞52週
毛細血管拡張	10	＞52週
皮膚壊死（遅発性）	＞12	＞52週
皮膚がん	未知	＞15年

（日本アイソトープ協会：ICRP Publication 85　IVR における放射線傷害の回避．p.17，日本アイソトープ協会，2003
より一部抜粋）

的影響です．ただし，遺伝的影響は現状では人には発現していません．

心臓カテーテル室の放射線被ばく防護

　IVRの放射線防護に関しては，ICRP Publication85（IVRにおける放射線傷害の回避）[3]とそれを受けて医療放射線防護連絡協議会が作成した「IVRに伴う放射線皮膚障害の防止に関するガイドライン－解説とQ&A－」[4]，日本循環器学会の「2021年改訂版　循環器診療における放射線被ばくに関するガイドライン」[5]など多数の文献が出版されています．ここではそれらのなかで，心臓カテーテル室で行われている放射線防護に関して述べていきます．

放射線外部被ばく防護の三原則

　放射線防護の三原則は，「時間」・「距離」・「遮蔽」です．「時間」は被ばくする時間（照射時間）を短くすること，「距離」は被ばくの線源からできるだけ距離を取ること，「遮蔽」は防護具を使用するということであり，この三原則を守って被ばく線量をできるだけ下げるようにします．

患者の放射線被ばく防護方法

　患者が受ける被ばくは主にX線機器による直接線によるものです．そのため，機器の調整や透視・撮影条件の設定や遮蔽の工夫などにより被ばく線量を抑えていきます．

放射線外部被ばく防護の三原則
- 時間
  - 透視時間を短く（無駄な透視をしない，透視のパルスレートを下げる）
  - 撮影時間を短く（無駄な撮影をしない，撮影フレームレートを下げる）
- 距離
  - 患者とX線管の距離をできるだけ離す
    （血管撮影装置では撮影台を上げ，X線源であるX線管から患者を離すこと）
  - 患者に受像器（フラットパネルディテクタ：FPD）をできるだけ近づける
- 遮蔽
  - 必要な照射野に絞る
  - 付加フィルタの使用
- その他
  - 透視（1パルス）・撮影（1フレーム）当たりの設定線量を下げる
  - 過度な拡大をしない

略語

FPD
フラットパネルディテクタ：flat panel detector

第1章　心臓カテーテルにまつわる基礎知識

パルスレート・フレームレートの調整，受像器（FPD）・X線管との距離

　透視のパルスレートや撮影のフレームレートを下げると，X線が照射される時間が短くなり，被ばくが低減します．しかし，低レートパルス透視では，残像やコマ飛びなどからカテーテルなどの視認性が悪くなる可能性もあります．また，低フレームレート撮影では，早い流れの血管を追えない可能性もあります．どちらも術者と，症例に合わせた最適化に関しての検討が必要です．

　血管撮影では，FPDに入射する線量を設定し被写体（患者の体厚）にあわせて自動で照射しています．バイプレーンシステムでは，撮影台の高さは決まってくるので，FPDを患者に近づけることにより，X線管−FPD間距離が短くなり，照射線量が低減されます．シングルプレーンシステムでは，撮影台の高さはどの高さでも撮影できるため，撮影台が低くなっていると患者の皮膚面がX線管に近くなり，被ばく線量が多くなるので注意が必要です．

照射野の調整

　照射野を絞ることで，照射野内の被ばく線量は変わりませんが，診断・治療に必要のない部位の被ばくを低減することができます．また，心臓カテーテル検査やPCIのように，種々の角度を使用する場合，重なる部分が減り皮膚障害に対して問題となる最大皮膚線量の部分が低減されます．ただし，血管撮影装置は，自動で照射線量を決めており，自動露出機構の部分に照射野がかかると線量が上昇するため，過度な照射野の絞りは逆効果になります．

付加フィルタの使用

　付加フィルタの使用は，照射される連続X線の低エネルギー部分をカットします．低エネルギー部分は患者に吸収され，FPDに到達しない成分ですので，それをカットすることにより，患者の皮膚線量が低下します．ただし，厚いフィルタを使用すると，FPDの入射線量が規定されているので，照射線量が多くなり，X線管への負担が大きくなります．また，画像コントラストが落ち画質が悪くなることに注意が必要です．そのため，症例に合わせた被ばく線量の低減効果と画質に関して，術者との検討が必要です．

　透視，撮影の設定線量を下げると，被ばく低減になりますが，これも画質とトレードオフの関係になりますので，症例に合わせた術者との検討が必要です．拡大をすると照射線量が増加します．拡大をすることによる視認性は向上しますが被ばく線量も増加しますので，必要な場合のみ使用しましょう．

スタッフの放射線被ばく防護方法

　術者や心臓カテーテル室のスタッフは，散乱線による被ばくを受けます．

　散乱線は患者が受ける直接線と異なり，どの方向から来るのかわかりません．しかし，散乱線の主な発生源が患者（その他にはX線管）であることは判明してい

るため，患者の被ばく線量を下げることが，術者やスタッフの被ばく線量を下げることに繋がります．

放射線外部被ばく防護の三原則

- 時間
  - 透視時間を短く（無駄な透視をしない，透視のパルスレートを下げる）
  - 撮影時間を短く（無駄な撮影をしない，撮影フレームレートを下げる）

- ● 患者の被ばくが減ることで散乱線も減るため，術者・スタッフの被ばくの減少につながる．

- 距離
  - 散乱体（患者・X線管）からできるだけ離れる

- ● 散乱線は，主に患者とX線管から発生するため，その両者から離れれば，被ばくが低減する．
- ● 被ばく線量は距離の逆2乗に比例する．

- 遮蔽
  - 個人の放射線防護具（防護衣・ネックガード・放射線防護メガネなど）を使用する（図1）
  - 防護具を使用する（装置に装備されている防護スカート・天井吊り防護板・防護衝立など）
  - 必要な照射野に絞る
- その他
  - 透視（1パルス）・撮影（1フレーム）当たりの設定線量を下げる
  - Cアームの角度
  - 透視と撮影

個人防護具

　個人の防護具としては，防護衣（コート・エプロン・セパレートタイプ）・ネックガード・防護メガネなどを使用します（図1）．散乱線は色々な方向から入射するので，防護衣は後ろ側も防護されているコートタイプが望ましいです．鉛当量の厚いものが防護効果は高くなりますが，その分重くなります．セパレートタイプもあるので，症例に合わせて選択してください．

- ● エプロンタイプを使用する場合，自身の向きを考えながら作業を実施する．

　ネックガードは，甲状腺の被ばくを防護します．
　術者が防護メガネを使用せずに心臓カテーテル検査やPCIを行うと，線量限度を超える恐れがあるため必ず着用しましょう．

Point

● 2011年4月にICRPは水晶体の等価線量限度を「定められた5年間の平均で20mSv/年，かついずれの1年でも50mSvを超えない」と声明（ソウル声明）を出し，わが国でも2021年4月から等価線量限度が引き下げられた．
● 術者のみでなく，患者の近くで患者対応をするスタッフも使用すべきである．

　防護メガネも多種多様で，鉛当量が厚いものが防護効果は高くなりますが重くなり長時間の手技では負担がかかる恐れがあります．形状も重要でできるだけ着用したときに隙間の少ないフィットしたものを使用しましょう．また，放射線防護メガネだけでは，メガネ内外の比較で50～80％の防護効果しかないとの報告もあるため[6]，天井吊りの放射線防護板（図2）を有効に活用しましょう．

Point

● 放射線防護板は，患者に密着させ術者との間に入れることで，患者からの散乱線を防護し，水晶体の被ばくも低減させることができる．

　心臓カテーテル室での手技では，種々の角度を使用するため，側面や下からの散乱線の回り込みも考慮する必要があります．撮影台についている防護スカートは，X線管からの散乱線を防護し，術者の生殖腺などの防護を行います．

防護衝立の使用

　手技をしている術者・スタッフ以外は，必要な時以外は撮影室の外に出るのが一番ですが，患者対応やデバイスの操作などどうしても撮影室内にいる必要がある場合は，防護衝立を使用します．その際，可能な限り患者から距離を置くことが大切です．

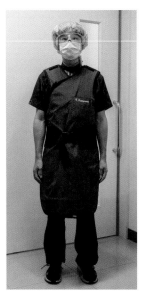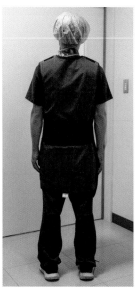

図1 ● 個人防護具の着用

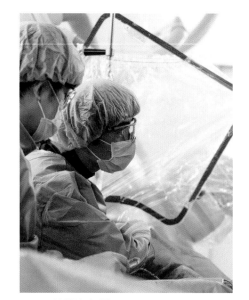

図2 ● 放射線防護板

●必要な照射野に絞ると，術野と距離が取れるので，術者やスタッフの
被ばく低減に効果がある．

操作と位置の工夫

　透視・撮影の低レートの使用は，患者からの散乱線が低減できます．Cアーム
の角度を深くすると被写体厚が増加するため，照射線量がそれに合わせて増加
します．また，FPDの角度が，患者の右側（RAO）と左側（LAO）では，LAOの
照射線量が多くなるため，散乱線も増加します．透視と撮影を比較すると，撮
影の方が対時間当たりの線量が10倍程度多くなる（施設の設定条件により割合
は変化します）ため，患者に声をかけるときは透視中に行いましょう．また，撮
影時は，少しでも患者から離れることも被ばく低減になります．

　拡大に関しては，照射野が絞られるため，術者・スタッフの散乱線は低下し
ますが，患者の被ばく線量は増加するため注意が必要です．

略語
RAO
右前斜位：
right anterior oblique

LAO
左前斜位：
left anterior oblique

スタッフの放射線管理

　個人線量計は2つ用意して，1つは防護衣の中（男性は胸部，女性は腹部）に装
着し，もう1つは防護具の外の頸部（一番被ばく線量が多いと考えられる場所）
につけます（**図3**）．

●中用（胸部・腹部装着用）と外用（頸部装着用）を逆に装着すると実効線
量が過大評価され，水晶体・皮膚の等価線量が過小評価されるため，
誤って装着しないよう注意する．
●誤って装着した場合は，必ず管理者に報告する．

　職業被ばくの線量限度を**表2**に示します．線量限度は超えてはいけないもの
なので，超えそうな場合には防護方法を考える必要があります．

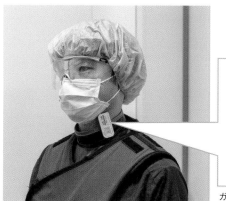

（画像提供：株式会社千代田テクノル）
ガラスバッジ

図3 ● 個人線量計（頸部）

第1章　心臓カテーテルにまつわる基礎知識

37

表2 ● 放射線業務従事者の線量限度

実効線量限度	等価線量限度
100mSv/5年間 50mSv/1年間 5mSv/3か月(女子)	眼の水晶体：100mSv/5年間 50mSv/1年間 皮膚：500mSv/1年間
妊娠中の女子 本人の申し出から出産までの間につき 内部被ばく　1mSv	妊娠中の女子の腹部表面 左記と同じ期間 2mSv

(ICRP Publication103(2007年勧告)，国際放射線防護委員会，2007を参考に作成)

妊娠時の放射線被ばく防護

　女性医療従事者が妊娠した場合，直ちに管理者へ報告する必要があります．

　法令で妊娠の期間中（妊娠と診断されてから出産までの期間）は通常の管理に追加して，実効線量限度は1mSv，腹部表面の等価線量限度は2mSvと規定されています．これは，医療従事者の胎児に関して公衆被ばくの線量限度を適用し，安心して出産してもらうためです．また，医療施設では妊娠した医療従事者の被ばく状況を十分に把握して管理することを規定しています．

　しかしこれは，放射線や放射性物質を使用する作業を完全に避けることや放射線管理区域への立ち入りや作業を禁止するものではありません．現在のエビデンスでは「適切な放射線防護が行われ線量限度が遵守されていれば，胎児に対する遺伝的または発達上のリスクは極めて低い」とされています[5]．いずれにしても，女性医療従事者は妊娠が判明した時点で管理者と十分な話し合いを行い，妊娠中も安心して業務を継続できるようにする必要があります．

＊

　心臓カテーテル室の放射線被ばく防護や管理は，管理者1人や1職種だけでできるものではありません．検査・治療に関わる全てのスタッフが協力して実施することが大切です．

　筆者の施設では，被ばく線量の多かった患者のカルテ記載（線量と部位）や病棟看護師への申し送りを心臓カテーテル室看護師に，患者の皮膚症状の確認などを術者・病棟看護師と協力して行っています．

引用・参考文献

1. 日本アイソトープ協会：ICRP Publication 103　国際放射線防護委員会の2007年勧告. 日本アイソトープ協会，2009.
   https://www.icrp.org/docs/P103_Japanese.pdf （2022年1月27日検索）
2. 医療被ばく情報研究情報ネットワーク（J-RIME）：日本の診断参考レベル（2020年版）.
   http://www.radher.jp/J-RIME/report/JapanDRL2020_jp.pdf （2022年2月28日検索）
3. 日本アイソトープ協会：ICRP Publication 85　IVRにおける放射線傷害の回避. 日本アイソトープ協会，2003.
   https://www.icrp.org/docs/P85_Japanese.pdf （2022年1月27日検索）
4. 医療放射線防護連絡協議会：IVRに伴う放射線皮膚障害の防止に関するガイドライン－解説とQ&A－. IVR等に伴う放射線皮膚障害とその防護対策検討会，2004.
   http://www.fujita-hu.ac.jp/~ssuzuki/bougo/book/ivr.pdf （2022年1月27日検索）
5. 上妻 謙：2021年改訂版 循環器診療における放射線被ばくに関するガイドライン. 日本循環器学会，2021.
6. 赤羽正章：防護メガネの遮蔽効果 ばらつきの程度と要因. 第3回 放射線審議会 眼の水晶体の放射線防護検討部会，資料4，平成29年.
   https://www.nsr.go.jp/data/000205423.pdf （2022年3月3日検索）

6. 心臓カテーテル検査・治療の対象となる疾患

① 労作性狭心症

- 労作性狭心症は，主に労作により心筋酸素需要の増加に対して十分な血流増加が得られない（心筋虚血）ために胸痛を生じる状態です．

- 冠動脈の動脈硬化に伴う狭窄により血流制限が生じ，冠血流予備能が障害されることが主な原因です．

- 心臓カテーテル検査では，部分冠血流予備量比(FFR)を測定することにより，血行再建術による治療を行う場合に必要とされる「虚血の証明」を行います．

病態生理

労作性狭心症は，主に労作により心筋酸素需要の増加に対して十分な血流増加が得られない（心筋虚血）ために胸痛を生じる状態です．

主な原因は，冠動脈の動脈硬化による狭窄のために血流制限が生じるため，冠血流予備能が障害されることです．

冠血流予備能とは，最大冠動脈血流量/安静時冠動脈血流量で求められ，正常の冠動脈は3〜4程度です．

冠動脈狭窄が進行すると，その遠位部では心筋酸素需要に見合った冠動脈血流の増加がみられなくなります．通常では，冠動脈造影上の目視にて75%以上の狭窄が認められると，冠血流予備能の低下がみられます．

冠動脈危険因子

冠動脈に動脈硬化を進める要因として，年齢，性別（男性＞女性），喫煙，高血圧，糖尿病，コレステロール代謝異常症，ストレス，性格（A型気質），耐糖能異常，ステロイド治療の既往，化学療法治療の既往などがあげられます．

症状

典型的な症状は，労作による前胸部絞扼感，圧迫感が3～5分程度続き，安静や労作の程度の軽減により改善します．呼吸困難や動悸，めまいなどを伴うことがあります．発作症状には硝酸薬が効果を現します．

歯痛や顎の痛み，左肩から左手にかけての痛み，心窩部痛などの放散痛が主症状の場合があります．そのため，歯科，整形外科，消化器疾患などと紛らわしいことがあります．

虚血の証明とは

現在，労作性狭心症に対する血行再建を行う場合に「虚血の証明」が必要とされています．まずは，心筋虚血とは何かを簡単に説明します．

心筋には，常に血流を通じて，酸素やブドウ糖などが供給されています．冠動脈狭窄があっても心筋が必要とする酸素（需要）に釣り合うだけの酸素が供給されていれば虚血という状態は起こりません．労作などを行うと心筋の酸素需要は増大します．そのときに，冠動脈は細動脈以下の微小血管も含めて自己調節能が働き，需要に見合った分だけの供給が行われます．

しかし，冠動脈狭窄があり狭窄部遠位部圧が低下して，この自己調節能でカバーしきれないほど労作などに伴う代謝が上がると，需要に供給が追い付かなくなります．これが労作性狭心症における心筋虚血のメカニズムです（図1）．

虚血の証明と部分冠血流予備量比（FFR）について

略語

FFR
部分冠血流予備量比：
fractional flow re-
serve

問診

まずは症状を聞くことが大切です．最近は，非侵襲的な治療（適切な薬物療法や運動療法，食事療法）を行ったうえでの血行再建の併用の大切さがいわれています．そのためにも，どの程度の日常生活で症状が出るか，治療によりどこまで改善したかについて，患者に詳しく聞くことも大切です．

検査

外来で行う検査としては，運動負荷心電図，運動負荷/薬物負荷シンチグラムなどがあります．これらの検査は冠動脈狭窄があるにもかかわらず，検査結果が陰性に出ることが20～30％程度（偽陰性）あるため，これのみで虚血の証明は困難です．また運動負荷を必要とするため，負荷不十分やそもそも階段昇降がADL上できない人もいます．近年は，心臓MRI（ガドリニウム下）や部分冠血

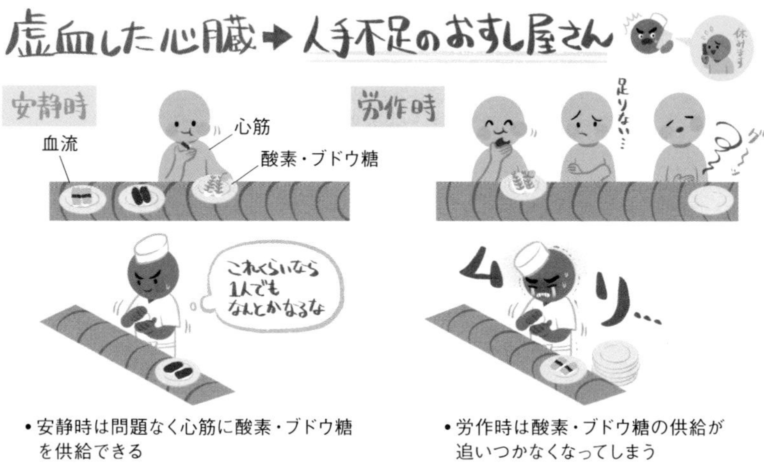
虚血した心臓→人手不足のおすし屋さん
安静時
心筋
血流
酸素・ブドウ糖
労作時
足りない…
これくらいなら
1人でも
なんとかなるな
ムリ…
• 安静時は問題なく心筋に酸素・ブドウ糖を供給できる
• 労作時は酸素・ブドウ糖の供給が追いつかなくなってしまう

図1● 心筋虚血のメカニズム

流予備量比CT（FFRCT）でも評価は可能です．これらの検査は運動や薬物の負荷なしですが，心電図検査より診断能力は高いといわれています．しかし，残念ながら，これらは一部の施設のみ使用可能な状態です（2021年現在）．

部分冠血流予備量比（FFR）の測定

カテーテル検査室で行う虚血の証明としては，部分冠血流予備量比（FFR）があります．狭心症が疑われ外来検査で虚血が証明され，冠動脈造影（CAG）を行い90％以上狭窄がある場合は，FFRを測定する必要はありません（測定してもよいが）．90％病変があり他枝に75％病変があった場合はどうでしょうか？また，十分な虚血が証明されていないケースで，CAGを行って50％狭窄を認めたときなどなど，さまざまな場面でAngioだけではなく生理的な虚血の証明を行うときに有効です．

実際のFFR測定は，経皮的冠動脈インターベンション（PCI）で使用するものと同じ細さの圧センサー付きワイヤーを標的血管の末梢まで進めます．そのあと，薬物（ATPやパパベリンなど）を用いて最大血管拡張（maximal hyperlemia）を得ます．このときのワイヤーの圧（Pd）と大動脈圧（Pa）の比をとります．このとき，0.75以下がシンチグラムの虚血陽性と一致するため，0.75以下を虚血と判断します．

その後，薬物溶出型ステントを用いた研究では，0.75以上0.80未満をグレーゾーンとしてPCIを行った症例での有効性が示されたため，0.80未満も虚血の可能性があると判断し，臨床経過や病変形態と併せて，PCIを行ってもよいとされています．

また近年では，最大血管拡張を得なくても安静時血流から虚血を行う方法もあります．この場合，薬物負荷を行わないため，患者の胸痛や気分不快の訴えや致死性不整脈の頻度も少なく，かつ手技時間も抑えられるため，安静時血流で虚血を評価している施設もあります．

略語

ADL
日常生活動作：activities of daily living

MRI
磁気共鳴画像法：magnetic resonance imaging

FFRCT
部分冠血流予備量比CT：computed tomography–derived fractional flow reserve

CAG
冠動脈造影：coronary angiography

PCI
経皮的冠動脈インターベンション：percutaneous coronary intervention

ATP
アデノシン三リン酸：adenosine triphosphate

急性冠症候群
（急性心筋梗塞，不安定狭心症）

- 冠動脈のプラーク破綻に伴う血栓形成により閉塞をきたして急性心筋虚血を呈する，不安定狭心症，急性心筋梗塞などの一連の病態を急性冠症候群といいます．

- 心室細動，心停止，心不全，ショック，心破裂などにより約30%が突然死します．

- 病院到着から再灌流までの時間(DtB)と死亡率が関係しているため，なるべく早期に心臓カテーテル検査を行い，再灌流療法を行うことが重要です．

病態生理

略語

ACS
急性冠症候群：acute coronary syndrome

AMI
急性心筋梗塞：acute myocardial infarction

　冠動脈のプラーク破綻に伴う血栓形成により閉塞をきたして急性心筋虚血（ACS）を呈する，不安定狭心症，急性心筋梗塞（AMI）などの一連の病態を急性冠症候群といいます．

　絶対虚血状態となった心筋は，心内膜から心外膜に向かって壊死していきます．

　心筋梗塞は主に心筋量の多い左室心筋に生じますが，下壁梗塞では右室や心房にも起こります．

　心室細動，心停止，心不全，ショック，心破裂などにより約30%が突然死します．

原因と症状

急性心筋梗塞（AMI）

　冠動脈硬化により，冠動脈内腔に脂質に富む不安定粥腫（プラーク）が形成され，その粥腫が破綻（プラークラプチャー）すると，そこに急速に血栓が形成されます．

　血栓により冠動脈が閉塞し，心筋壊死をきたした状態が急性心筋梗塞です．

　粥腫の破綻は，冠動脈攣縮，喫煙，ストレス，労作，脱水などによって誘発されると考えられています．約半数の症例で，発症1か月以内の狭心症症状が

みられます（前駆症状，PreAngina）．

　突然に前胸部に締め付けられるような胸痛が30分以上持続します．しばしば左肩，左腕，背中，頸部などに痛みが放散します．冷汗，悪心，嘔吐，心窩部不快感などの症状を伴うこともあります．

　ニトログリセリンは無効なことが多く，症状の強い患者はモルヒネで軽減します．

不安定狭心症

　不安定狭心症では，同様の原因により，血流低下にとどまっている状態です．新規発症の狭心症，以前に比べて軽労作で生じたり頻度が増加した狭心症，安静時に胸痛発作を生じる狭心症では，労作性狭心症と比較して，心筋梗塞に移行する可能性が高いといわれています．

　緊急入院をすすめ，早期に的確な診断加療が必要となります．

検査，診断，分類

検査・診断

- 心電図検査：発症直後はT波増高，その後ST上昇，さらに異常Q波の出現（6〜12時間後）．
- 血液検査：心筋逸脱酵素（白血球，CK，AST，LDH，CK-MB，トロポニン）の上昇．
- 冠動脈造影：閉塞部位の特定と末梢血流の評価．

治療

　近年，Door to balloon time（病院到着から再灌流までの時間；DtB）と死亡率が関係していることがわかり，なるべく早期に心臓カテーテル検査を行い，再灌流療法を行うことが重要です．

　再灌流療法には，血栓溶解療法（静注血栓溶解療法〔IVT〕，冠動脈内血栓溶解法〔ICT〕），経皮的冠動脈インターベンション（PCI），冠動脈バイパス術（CABG）があります．

　PCIは，ときに早期かつ確実な再灌流が得られることから，冠動脈造影に続いてPCI（primary PCI）が行われることが多くなってきています．

　PCI後は厳重な心電図モニター管理や合併症管理を行うため，多くの場合で冠疾患治療室（CCU）に入室することになります．

　Killip（キリップ）分類（急性心筋梗塞の心不全の有無をもとにした分類で心機能障害と予後推測に有効：表1），Forrester（フォレスター）分類（SGカテーテルを用いた心機能評価：図1），梗塞部位，多枝病変の有無，max CPKなどで総合的に重症度を判断していきます．

略語

CK
クレアチンキナーゼ：creatine kinase

AST
アスパラギン酸アミノトランスフェラーゼ：aspartate aminotransferase

LDH
乳酸脱水素酵素：lactate dehydrogenase

CK-MB
クレアチンキナーゼMB型：creatine kinase of MB type

IVT
静注血栓溶解療法：intravenous thrombolysis

ICT
冠動脈内血栓溶解療法：intra-coronary thrombolysis

PCI
経皮的冠動脈インターベンション：percutaneous coronary intervention

CABG
冠動脈バイパス術：coronary artery bypass grafting

DtB
病院到着から再灌流までの時間：Door to balloon time

CCU
冠疾患治療室：cardiac care unit

CPK
クレアチンホスホキナーゼ：creatine phosphokinase

表1 ● Killip分類

分類	臨床症状	死亡率
I群	心不全なし	5%
II群	心不全あり 全肺野の50％以下で湿性ラ音聴取 III音聴取 静脈怒張	21%
III群	肺水腫 全肺野の50％以上で湿性ラ音聴取	35%
IV群	心原性ショック 血圧90mmHg以下 末梢循環不全	67%

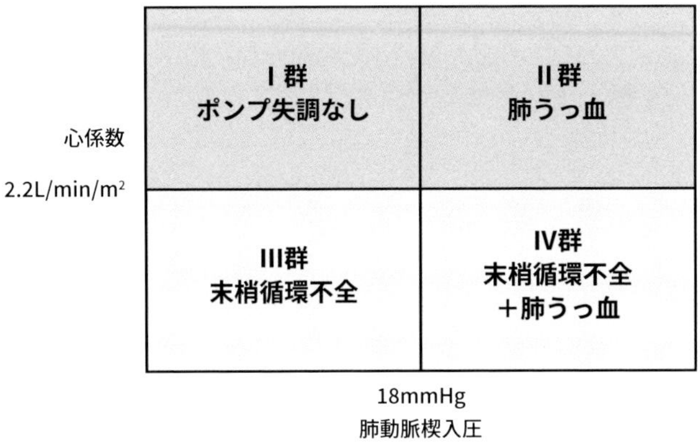

I群 ポンプ失調なし	II群 肺うっ血
III群 末梢循環不全	IV群 末梢循環不全 ＋肺うっ血

心係数
$2.2L/min/m^2$

18mmHg
肺動脈楔入圧

図1 ● Forrester分類

　CCUのある施設の普及とprimary PCIにより，1980年代初頭は急性心筋梗塞患者の入院後死亡率は20％以上でしたが，近年は5～6％程度まで低下しています．

　急性期を過ぎたら心臓リハビリテーションを行います．

Door to balloon time（DtB）の短縮＝病院の能力

　Doorは病院のドア，balloonはPCIのバルーンカテーテルのことです．実際の意味としては，「患者が病院に到着してから冠動脈の再灌流が得られるまでの時間」です．PCIのワイヤーが通過するだけでも再灌流が得られたり，近年はバルーン拡張の前に血栓吸引カテーテルを用いることが多いためballoonという言葉は正確ではありませんが，広くこの用語が使われています．

　Door to ballon timeの短縮により心筋ダメージが少しでも軽減されることで，患者の予後やその後の心機能にかかわってきます．外来での診断，患者やその家族への説明，カテ室入室の準備，病院内搬送とカテ室内でのセッティング，インターベンション医の技術などDtBにはその施設の能力が問われます．

合併症の治療

急性期の心筋梗塞の合併症には，不整脈，心不全，ショック，心破裂，血栓塞栓症，心膜炎などがあります（**表2**）.

心不全の治療に関しては，Forrester分類に従って選択します.

近年は，ルーチンでスワンガンツカテーテルを挿入することも減っているため，ベットサイドの身体所見から循環動態を評価・推測できるNohria-Stevenson（ノーリア・スティーブンソン）分類（**図2**）を用いることもあります.

表2 ● 急性期の心筋梗塞の合併症

合併症	頻度	治療
心室期外収縮	90%	基本的には経過観察 血清カリウム補正(4.0mEq/L以上)，マグネシウム補正(2.0mEq/L以上)
心室頻拍	5%	アミオダロン，ニフェカラント
心室細動	5%	CPR，アミオダロン，ニフェカラント，カルディオバージョン
心不全	20～50%	Forrester分類に従った治療
房室ブロック 洞性徐脈	10%	硫酸アトロピン(無効なことも多い) 一時経静脈ペーシング挿入
心破裂 心室中隔穿孔	5%以下	緊急手術
心内血栓	5%以下	ヘパリン，抗凝固薬投与
僧帽弁閉鎖不全 (乳頭筋断裂)	5%以下	心不全の程度に従った治療 緊急手術
Dorresler症候群	5%以下	アスピリン，ステロイド
心室瘤	5%程度	心室瘤切除

（落合慈之監：循環器疾患ビジュアルブック，第2版．p.160，学研メディカル秀潤社，2017より引用）

略語

CPR
心肺蘇生：cardiopulmonary resuscitation

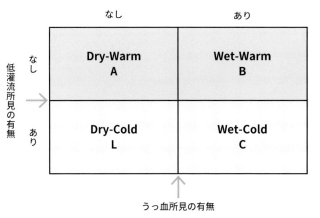

図2 ● Nohria-Stevenson分類

うっ血所見
・起座呼吸
・頸静脈の努張
・浮腫
・腹水
低灌流所見
・小さい脈圧
・四肢冷感
・傾眠傾向
・低 Na 血症
・腎機能悪化

第1章　心臓カテーテルにまつわる基礎知識

③ 冠攣縮性狭心症

Check

- 冠攣縮性狭心症とは，冠動脈の一過性の過剰収縮（攣縮）に伴う心筋虚血による狭心症です．

- 前胸部の胸痛，圧迫感，左肩から上肢，顎にかけての放散痛，嘔吐などが主な症状で，労作性狭心症と異なり夜間や明け方などの安静時に発生することが多いです．

- カテーテル検査では，アセチルコリンやエルゴノビンを冠動脈に注入して冠動脈の攣縮を誘発し，症状，心電図変化，自覚症状から確定診断できます．

病態および原因

　冠攣縮性狭心症とは，冠動脈の一過性の過剰収縮（攣縮）に伴う心筋虚血による狭心症です（図1）．

　原因としては，動脈硬化に伴い血管内皮細胞が障害され，一酸化窒素（NO）の産生が低下し，血管拡張機能が障害されることが考えられています．喫煙や飲酒，過度のストレスや睡眠不足，運動，薬物などが誘因となることがあります．

略語

NO
一酸化窒素：nitric oxide

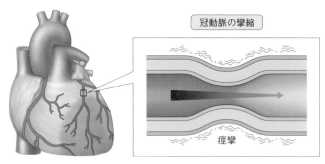

図1 ● 冠攣縮性狭心症

（落合慈之監：循環器疾患ビジュアルブック，第2版．p.148，学研メディカル秀潤社，2017より引用）

症状

　前胸部の胸痛，圧迫感，左肩から上肢，顎にかけての放散痛，嘔吐などが主な症状で，労作性狭心症と異なり，夜間や明け方などの安静時に発生することが多いです．

　持続時間は数分から15分程度で，硝酸薬が著効しますが，労作性狭心症発作と比較すると持続時間は長いことが多いです．

検査

　発作時の心電図検査では，安静時と比較しST部分の変化を認め，貫壁性虚血を生じた場合はST上昇を示します．場合によっては房室ブロックや洞停止をきたすこともあり，重症例では心室細動，多形性心室頻拍となり心肺停止となる例があります．

　発作には日内変動があることが知られており，24時間のホルター心電図検査で発作時の心電図変化を観察します．場合によっては発作時にニトログリセリンの舌下投与を行い，症状が改善する場合は冠攣縮性狭心症を疑うこともあります．

　冠動脈造影では，アセチルコリンやエルゴノビンを冠動脈に注入して冠動脈の攣縮を誘発し，症状，心電図変化，自覚症状から診断を確定することができます（図2）．

A．冠攣縮（アセチルコリン負荷時）　　　B．冠攣縮（ニトログリセリンにて解除後）

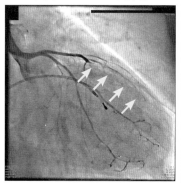 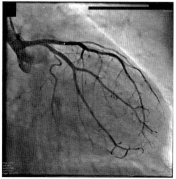

図2 ● アセチルコリン負荷での攣縮誘発試験

（落合慈之：監：循環器疾患ビジュアルブック，第2版．p.149，学研メディカル秀潤社，2017より引用）

カテーテル検査の実際

　薬物を使用した冠動脈攣縮誘発試験にはアセチルコリン負荷試験およびエルゴノビン負荷試験があります.

　アセチルコリン負荷試験では一時的に高度徐脈が出現する（とくに右冠動脈への注入時）ため，一時的バックアップペーシングが必要になります.

　薬物負荷試験の前にはCa拮抗薬および長時間作用型硝酸薬は48時間以上の休薬が望ましいです.

アセチルコリン負荷試験

　右冠動脈には生理食塩液で希釈したアセチルコリン20μg, 50μg, 左冠動脈には20μg, 50μg, 100μg注入をそれぞれ約20秒かけて行い，注入1分後に造影を行います. 心電図変化や胸痛出現時はその時点で造影します.

エルゴノビン負荷試験

　左右冠動脈に生理食塩液で希釈したエルゴノビン20〜60μgを2〜5分かけて注入を行い，投与1〜2分後に造影を行います. 心電図変化や胸痛出現時はその時点で造影します.

　いずれの場合も攣縮が誘発された場合，血圧低下が起きたり，心室細動等の不整脈が誘発される場合があり，硝酸薬による冠攣縮の解除，昇圧薬の投与や除細動などの処置が必要となります.

治療法

　禁煙，節酒，血圧管理，過労・ストレスの回避など生活習慣の改善をはかります.

　硝酸薬，ニコランジル，カルシウム拮抗薬等を用いた薬物療法が第一選択ですが，冠動脈に器質的狭窄を伴う場合には経皮的冠動脈インターベンション（PCI）や冠動脈バイパス術（CABG）を行う例もあります.

略語

PCI
経皮的冠動脈インターベンション：percutaneous coronary intervention

CABG
冠動脈バイパス手術：coronary artery bypass grafting

引用・参考文献

1.　落合慈之監：循環器疾患ビジュアルブック，第2版. 学研メディカル秀潤社，2017.
2.　日本循環器学会ほか編：冠攣縮性狭心症の診断と治療に関するガイドライン（2013年改訂版）.
　　https://www.j-circ.or.jp/cms/wp-content/uploads/2020/02/JCS2013_ogawah_h.pdf（2022年2月21日検索）
3.　日本循環器学会ほか編：慢性冠動脈疾患診断ガイドライン（2018年改訂版）.
　　https://www.j-circ.or.jp/cms/wp-content/uploads/2020/02/JCS2018_yamagishi_tamaki.pdf（2022年2月21日検索）

④ 心筋疾患

Check

● 心筋症は，心筋肥大や心腔拡大など形態異常，収縮能，拡張能低下等の機能異常を示す疾患のうち，原因が明らかである特定心筋症を除外したものを指します．

● 臨床で遭遇する多くの心筋症は，肥大型心筋症と拡張型心筋症です．

● 心臓カテーテル検査では，冠動脈造影による心筋虚血の確認や，心機能および血行動態を評価するために左室拡張末期圧や肺動脈楔入圧，心係数等を測定し，心不全の評価を行います．

総論

　心筋症は，以前は原因不明の心筋疾患と考えられていましたが，近年では一部の原因が特定されつつあります．学会によって定義が異なりますが，心筋肥大や心腔拡大など形態異常，収縮能，拡張能低下等の機能異常を示す疾患のうち，原因が明らかである特定心筋症を除外したものを指します．

表1 ● 心筋症の分類

心筋症(臨床病型に基づく分類)	特　徴
拡張型心筋症 DCM：dilated cardiomyopathy	●左室拡大と収縮力の低下を認める． ●重症の心不全の大部分を占める．
肥大型心筋症 HCM：hypertrophic cardiomyopathy	●心室壁の不均等な著しい肥大を認める． ●心腔の大きさは正常か狭い． ●左室流出路の閉塞を伴う場合がある(閉塞性肥大型心筋症)．
拘束型心筋症 RCM：restrictive cardiomyopathy	●左室壁の肥大はみられず，収縮機能も正常であるが，左室が硬化し拡張障害を認める． ●日本ではきわめてまれな疾患
不整脈原性右室心筋症 ARVC：arrhythmogenic right ventricular cardiomyopathy　線維化	●右室筋が線維や脂肪に進行性に置き換わり，心室性不整脈を頻発する．
分類不能の心筋症	●上記以外の心筋症

(WHO/ISFC分類，1995を一部改変)

(落合慈之監：循環器疾患ビジュアルブック，第2版．p.260，学研メディカル秀潤社，2017より引用)

表2 ● 特定心筋症

<table>
<tr><th colspan="2">特定心筋症（原因または全身疾患との関連が明らかな心筋疾患）</th></tr>
<tr><td>虚血性</td><td rowspan="3">全身性疾患
●膠原病〔全身性エリテマトーデス（SLE），結節性動脈周囲炎（PN），関節リウマチ（RA），強皮症，皮膚筋炎（DM）〕，サルコイドーシス，白血病</td></tr>
<tr><td>弁膜性</td></tr>
<tr><td>高血圧性</td></tr>
<tr><td>炎症性
●心筋炎
●特発性
●自己免疫性
●感染性（ウイルス性，シャーガス病）</td><td>●筋ジストロフィー
　（デュシェンヌ型，ベッカー型，筋緊張性）</td></tr>
<tr><td rowspan="3">代謝性
●内分泌性（甲状腺機能亢進症，甲状腺機能低下症，副腎皮質機能不全，褐色細胞腫，末端肥大症，糖尿病）
●家族性蓄積性（レフサム症候群，ニーマン・ピック病，ファブリー病など）
●欠乏症（低カリウム血症，マグネシウム欠乏，貧血，脚気，セレン欠乏）
●アミロイドーシス（原発性，二次性，家族性，遺伝性，家族性地中海熱，老人性全身性）</td><td>●神経筋疾患
　（ヌーナン症候群，フリードライヒ失調症，黒子症）</td></tr>
<tr><td>●過敏性・中毒
　（アルコール，カテコラミン，アントラサイクリン系薬剤，放射線照射）</td></tr>
<tr><td>●産褥性</td></tr>
</table>

（WHO/ISFC分類，1995を一部改変）

（落合慈之監：循環器疾患ビジュアルブック，第2版．p.260，学研メディカル秀潤社，2017より引用）

　心筋症は，臨床病型に基づき，**表1**に示す5つに大別されますが，臨床で遭遇するのは大半の場合，肥大型心筋症と拡張型心筋症です．

　特定心筋症とは，原因が明らかもしくは全身疾患に付随した心筋疾患を指します（**表2**）．

原因

　心筋症は元々原因が明らかでない心筋疾患のことを指していますが，近年，少しずつ原因が特定されつつあります．

　肥大型心筋症は，約50％が家族性（常染色体優性遺伝）で，原因として心筋収縮にかかわる遺伝子異常が考えられています．

　拡張型心筋症は，一部ウイルス感染や自己免疫等の関与も考えられています．

検査

・**心電図検査**：簡便なスクリーニング検査であり，不整脈の検出や左室高電位，ST-T異常，R波増高不良など，疾患に応じてさまざまな心電図異常を示します．

- **心臓超音波検査**：心臓の形態評価（左室，左房の拡大や左室肥大等），拡張能，収縮能の評価を行います．
- **胸部単純X線検査**：心陰影の拡大や肺うっ血，胸水の有無等を確認します．
- **心臓カテーテル検査**：冠動脈造影による心筋虚血の確認や，心機能，血行動態の評価を行います．また，左室拡張末期圧や肺動脈楔入圧，心係数等を測定し，心不全の評価を実施します．必要時は心筋生検（右室・左室）を実施し病理学的評価を行います．
- **心臓MRI**：心臓の形態評価，機能評価が可能であり，冠動脈評価のみならず心筋での活動性炎症の検出や不可逆的な心筋障害部位の検出を行うことができます．ガドリニウム遅延造影像は心筋症の診断および予後推定に有用です．
- **核医学検査**：心筋虚血の検出や心不全の重症度評価，アミロイドーシス等の検出に用いられます．

治療

　心筋症に伴って心不全をきたす場合が多いため，基本的には心不全の治療を行います．心不全急性期においてはカテコラミンや利尿薬による心不全治療が中心となりますが，慢性期においてはβ遮断薬やアンジオテンシン変換酵素（ACE）阻害薬，アンジオテンシンⅡ受容体阻害薬（ARB），抗アルドステロン拮抗薬，アンジオテンシン受容体ネプリライシン阻害薬（ARNI），SGLT2阻害薬，HCNチャネル阻害薬，可溶性グアニル酸シクラーゼ（sGC）刺激薬などの薬物療法を行います．

　心房細動や心房粗動などの上室性不整脈も出現しやすくなるため，抗不整脈薬の使用やカテーテルアブレーションを行います．伝導障害を示す場合や致死的心室性不整脈の出現がある場合にはペースメーカーや植込型除細動器，心臓再同期療法（CRT）を行うこともあり，重症心不全例では心臓移植を考慮する例があります．

　また，閉塞性肥大型心筋症で薬物抵抗性の場合には，中核心筋切除術や経皮的中隔心筋焼灼術（PTSMA）などの特殊な治療を行うことがあります．

略語

MRI
磁気共鳴画像法：magnetic resonance imaging

略語

ACE
アンジオテンシン変換酵素：angiotensin converting enzyme

ARB
アンジオテンシン受容体阻害薬：angiotensin Ⅱ receptor blokcer

ARNI
アンジオテンシン受容体ネプリライシン阻害薬：angiotensin receptor-neprilysin inhibitor

sGC
可溶性グアニル酸シクラーゼ：soluble guanylyl cyclase

CRT
心臓再同期療法：cardiac resynchronization therapy

PTSMA
経皮的中隔心筋焼灼術：percutaneous transluminal septal myocardial ablation

第1章　心臓カテーテルにまつわる基礎知識

引用・参考文献

1.　落合慈之監：循環器疾患ビジュアルブック，第2版．学研メディカル秀潤社，2017.
2.　日本循環器学会，日本心不全学会：心筋症診療ガイドライン（2018年改訂版）．
　　https://www.j-circ.or.jp/cms/wp-content/uploads/2018/08/JCS2018_tsutsui_kitaoka.pdf（2022年2月21日検索）

⑤ 不整脈

- さまざまな要因によって正常な洞調律が妨げられている状態を不整脈といい，頻脈性不整脈と徐脈性不整脈に大きく分けられます．

- 頻脈や徐脈により心拍出量が低下し脳血流が減少するとアダムス・ストークス症候群という脳虚血症状を呈します．不整脈が持続すると，心機能の低下，心房，心室のリモデリングをきたし心不全を発症する場合があります．

- 治療の適応はガイドラインに基づいて決定されます．不整脈に伴う症状の有無が適応の決定に重要となります．

不整脈とは

　さまざまな要因によって正常な洞調律が妨げられている状態を不整脈といいます．心筋細胞が異常な電気活動を生じたり（triggered activity，異常自動能），電気刺激が心臓内の回路を周回（リエントリー）することで頻拍（心拍数＞100回/分）となった状態が頻脈性不整脈です．

　反対に洞結節からの電気的興奮が遅くなったり，伝導経路のどこかで電気的興奮が途絶えることで徐拍（心拍数＜50回/分）となった状態が徐脈性不整脈です（**表1**）．

不整脈の一般的な症状

　不整脈に伴う症状は患者によってさまざまです（**図1**）．脈の不整や脈拍の上昇によって動悸や胸部違和感が生じQOLの低下をきたします．また，徐脈や高度の頻脈によって心拍出量が一過性に低下し脳血流が減少すると，失神やふらつきといった症状を呈します．このような不整脈が原因の脳虚血症状をアダムス・ストークス（Adams-Stokes）症候群といいます．さらに徐拍や頻拍の状態が持続することで心機能の低下や心房，心室のリモデリングをきたし，心不全を発症します．

　徐脈性不整脈，頻拍性不整脈に対する治療適応はガイドラインに従って決定します．基本的に症状に基づいて判断される場合が多いですが，無症候性心房細動等，症状がない場合でも治療対象となることがあります．

略語

QOL
生活の質：quality of life

表1 ● 不整脈の分類

頻脈性不整脈	上室性	洞性頻脈
		心房期外収縮
		心房細動
		心房粗動 　通常型心房粗動 　非通常型心房粗動
		発作性上室性頻拍（PSVT） 　房室結節回帰性頻拍（AVNRT） 　房室回帰性頻拍（AVRT） 　心房頻拍
	心室性	心室期外収縮
		心室頻拍 　持続性心室頻拍 　非持続性心室頻拍
		心室細動
徐脈性不整脈		洞不全症候群 　洞停止 　洞房ブロック 　徐脈頻脈症候群
		房室ブロック 　Ⅰ度房室ブロック 　Ⅱ度房室ブロック 　　ウェンケバッハ型 　　モビッツⅡ型 　Ⅲ度房室ブロック（完全房室ブロック）

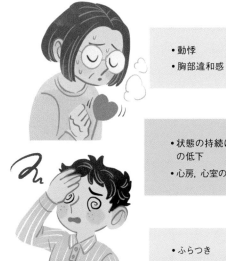
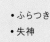
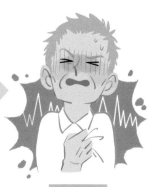

- 動悸
- 胸部違和感

- 状態の持続による心機能の低下
- 心房, 心室のリモデリング

- ふらつき
- 失神

心不全

図1 ● 不整脈の一般的な症状

第1章　心臓カテーテルにまつわる基礎知識

頻脈性不整脈

頻脈性不整脈は心房起源の上室性不整脈，心室起源の心室性不整脈に大別されます．各不整脈について，その原因と治療法を概説します．

心房細動

原因

心房細動は，心房内に不規則で連続的な電気的活動が無秩序に存在する状態です．心電図上でP波は同定できず，基線の細かい揺れ（f波）を認め，RR間隔は不整となります．肥満，飲酒，喫煙，高血圧，睡眠時無呼吸症候群等，さまざまな基礎疾患を背景に発症し，日常診療でも頻繁に遭遇する有病率の高い不整脈です．

心房細動は異常な電気興奮をトリガーとして発生すると考えられています．その起源は肺静脈内に存在する場合が多いとされ，カテーテルアブレーションの治療対象となります．発症初期は心房細動の持続時間は短く自然停止しますが（発作性心房細動），心房細動そのものによって心房に負荷がかかり形態が変化することで（心房リモデリング），持続時間が長くなります（持続性心房細動）．最終的に心房細動の状態が慢性的に続くようになります（永続性心房細動）．

症状

①動悸，②脳梗塞，③心不全が重要です．心房細動が持続すると，左房，とくに左心耳内部の血流のうっ滞をきたし，血栓が形成されます．この血栓が脳血管に塞栓すると脳梗塞を発症します．また頻脈が持続することで心機能が低下し，心不全を発症する場合があります．反対に，心不全により心房に負荷がかかることで心房細動が発症することもあり，2つの病態は密接にかかわっています．

治療

心房細動の治療の3本柱は，①背景因子に対する介入，②脳梗塞の予防，③心房細動自体に対する介入，です．

①背景因子に対する介入

肥満や高血圧といった背景因子の是正は，心房細動の発症を抑制するだけでなく，虚血性心疾患等のその他の心血管疾患を予防するうえでも非常に重要です．十分な生活指導や背景疾患の治療が心房細動治療の基礎となります．

②脳梗塞の予防

脳梗塞やその他の塞栓症予防のために抗凝固療法を行います．その適応は

表2 ● CHADS₂スコア

頭文字	危険因子		点数
C	congestive heart failure	うっ血性心不全	1
H	Hypertension	高血圧の病歴	1
A	Age	年齢(75歳以上)	1
D	Diabetes mellitus	糖尿病	1
S₂	Stroke/TIA	脳卒中/TIAの既往	2

最大スコア：6

(Gage BF，et al：Validation of clinical classification schemes for predicting stroke: results from the National Registry of Atrial Fibrillation. JAMA，285(22)：2864-2870，2001より作表)

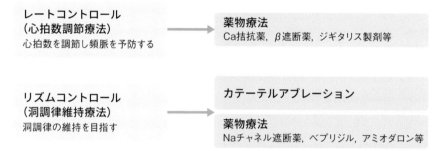

図2 ● 心房細動自体に介入する治療

第1章 心臓カテーテルにまつわる基礎知識

CHADS₂スコアに基づいて決められます（**表2**）．点数が高くなるほど脳梗塞のリスクは上昇し，1点以上で抗凝固療法を考慮することが推奨されています．抗凝固薬は以前よりワルファリンが使用されていましたが，現在はより出血リスクが低く安定した管理ができ，食事制限などもない直接経口抗凝固薬（DOAC）が広く使用されています．

③心房細動自体に対する介入

　心房細動自体に対する治療は，適切な心拍数の達成を目指す「レートコントロール（心拍数調節療法）」と洞調律の維持を目指す「リズムコントロール（洞調律維持療法）」とに分けられます（**図2**）．

　レートコントロールでは薬物療法が行われ，Ca拮抗薬やβ遮断薬等を用いて心房細動時の心拍数を低下させることで頻脈を予防します．

　リズムコントロールではカテーテルアブレーションによる治療や，抗不整脈による薬物療法により心房細動の発症を抑えて洞調律の維持を目指します．

略語

TIA
一過性脳虚血発作：transient ischemic attack

DOAC
直接経口抗凝固薬：direct oral anticoagulant

Point

● 近年，カテーテルアブレーションによるリズムコントロールのさまざまな有効性が示唆されており，その適応は拡大してきている．

心房粗動

原因

　心房の規則的な電気的興奮による頻拍で，興奮回数が250回/分以上のものを心房粗動といいます．とくに三尖弁輪を反時計回りに周回して生じるリエントリー性頻拍を通常型心房粗動と称します．

症状

　動悸，胸部違和感を生じ，持続すると心不全をきたす場合があります．高度の頻脈では失神をきたす症例も存在します．

治療

　とくに通常型心房粗動では三尖弁輪～下大静脈間峡部のカテーテルアブレーションが有効です．その他に薬物療法によるレートコントロール，リズムコントロールが行われます．

発作性上室性頻拍

原因

　上室，すなわち房室結節より上部で発生した異常な興奮によって生じる頻拍の総称です．発作性上室性頻拍（PSVT）は，房室結節リエントリー性頻拍（AVNRT）とWPW症候群に伴う房室リエントリー性頻拍（AVRT）が大半を占めます（図3）．心筋細胞の異常な電気活動やリエントリーに伴う心房頻拍もしばしばみられます．AVNRTは，心房から房室結節へ至る伝導路が2つ以上ある場合に（速伝導路，遅伝導路），それらを電気的興奮が周回することで生じます．AVRTは，心房と心室を繋ぐ副伝導路（Kent束）を介して電気的興奮が周回することで生じます．

略語

PSVT
発作性上室性頻拍：
paroxysmal supraventricular tachycardia

AVNRT
房室結節回帰性頻拍：
atrioventricular nodal reentrant tachycardia

WPW症候群
ウォルフ・パーキンソン・ホワイト症候群：
Wolff-Parkinson-White syndrome

AVRT
房室回帰性頻拍：atrioventricular reentrant tachycardia

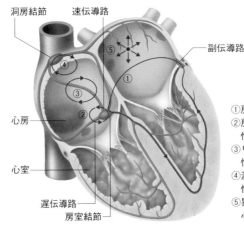

①房室回帰性頻拍（AVRT）
②房室結節リエントリー性頻拍（AVNRT）
③リエントリー性心房頻拍（AT）
④洞結節リエントリー性頻拍
⑤異所性自動能亢進による心房頻拍（AT）

図3 ● 発作性上室性頻拍

（落合慈之監：循環器疾患ビジュアルブック，第2版．p.202，学研メディカル秀潤社，2017より引用）

症状

発作時に動悸，胸部違和感等を生じます．

治療

　カテーテルアブレーションによる根治を期待できます．AVNRTでは遅伝導路，WPW症候群に伴うAVRTではKent束を焼灼することで電気的興奮の周回を予防します．抗不整脈薬を用いて予防，発作停止を行う場合もあります．

心室頻拍/心室細動

原因

　心室の規則的な電気的興奮による頻拍が心室頻拍であり，30秒以上持続するものを持続性心室頻拍，30秒未満で停止するものを非持続性心室頻拍とよびます．原因としては心筋細胞からの異常な興奮や，傷害を受けた心筋瘢痕部を周回するリエントリー性のもの等が存在します（**図4**）．

　心室細動は，心室が細かく震え心停止となった状態です．心筋梗塞や心筋症等，器質的心疾患を背景として生じる場合が多いですが，そういった素因がない特発性のものもあり，遺伝性素因の関連性も指摘されています（ブルガダ症候群，QT延長症候群等）．

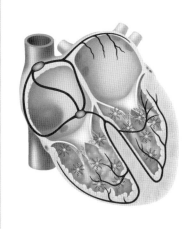

《急性の原因》
- 急性心筋梗塞
- 急性心筋炎
- 低体温
- 電解質異常

《慢性の原因》
- 陳旧性心筋梗塞
- 拡張型心筋症
- 不整脈原性右室心筋症
- サルコイドーシス
- アミロイドーシス
- 先天性心疾患術後
- 閉塞性肥大型心筋症
- 大動脈弁狭窄

《特発性心室細動》
- イオンチャネル病
  - ブルガダ症候群
  - カテコラミン誘発性多形性心室頻拍
  - QT延長症候群など
- 明らかな基礎心疾患なし
  - 右室流出路起源多形性心室頻拍
  - 副調律からの心室細動
  - Short-coupled variant of TdP（Leenhardt）

図4 ● 心室頻拍/心室細動

(落合慈之監：循環器疾患ビジュアルブック，第2版．p.225，学研メディカル秀潤社，2017より引用)

症状

　心室細動や無脈性心室頻拍は心停止の状態であり速やかな蘇生行為が必要となります．心室頻拍は動悸や胸部違和感の原因となり，持続した場合は心不全増悪をきたす場合があります．

治療

　薬物療法として心室頻拍，心室細動の再発抑制のためにアミオダロン，ニフェカラント等の抗不整脈薬を用います．また，二次予防目的の植込み型除細動器（ICD），皮下植込み型除細動器（SICD），着用型自動除細動器（WCD），両室ペーシング機能付き植込み型除細動器による突然死の予防を検討します．カテーテルアブレーションによる根治療法を行う場合もあります．

徐脈性不整脈

洞不全症候群

原因

　洞結節や洞房伝導路の異常などにより洞性徐脈，洞停止，洞房ブロックによる徐脈を生じます．病態ごとにRubenstein分類によって区分されます（**表3**）．

症状

　徐脈によるめまい，失神といったAdams-Stokes発作をきたします．徐脈が持続し心不全をきたす場合があります．

治療

　有症候性など適応がある患者に関しては，ペースメーカー植え込みを行います．シロスタゾール等の薬物療法を行う場合もあります．

房室ブロック

原因

表3 ● Rubenstein分類

I群	洞性徐脈	原因不明で心拍数50/分以下の持続性徐脈
II群	洞停止，洞房ブロック	房室接合部補充収縮，あるいは心室補充収縮を伴う
III群	徐脈頻脈症候群	I群あるいはII群の徐脈とともに発作性上室性頻拍，心房細動，心房粗動などによる頻脈発作が確認されている

(Rubenstein JJ，et al：Clinical spectrum of the sick sinus syndrome．Circulation，46(1)：5-13，1972 より作表)

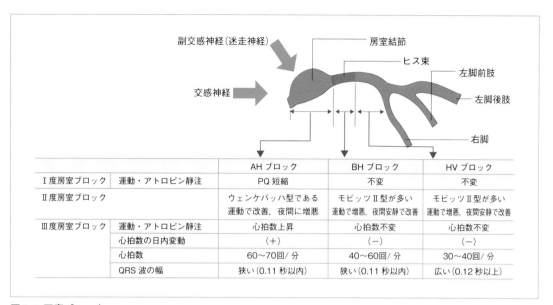

図5 ● 房室ブロック

（落合慈之：監：循環器疾患ビジュアルブック，第2版．p.194，学研メディカル秀潤社，2017より引用）

房室結節－ヒス束－プルキンエ系の伝導障害により心房から心室への電気的興奮の伝達が妨げられた状態を房室ブロックとよびます．その重症度によりⅠ度房室ブロック，Ⅱ度房室ブロック（ウェンケバッハ型，モビッツⅡ型），Ⅲ度（完全）房室ブロックに分類されます（図5）．

症状

Ⅰ度房室ブロック，ウェンケバッハ型Ⅱ度房室ブロックは大部分が病的でなく無症状であり，治療を必要としません．モビッツⅡ型Ⅱ度房室ブロック，Ⅲ度（完全）房室ブロックでは徐脈によるめまい，失神といったAdams-Stokes発作や心不全をきたす場合が多いです．

治療

有症候性など適応がある患者に関しては，ペースメーカー植え込みを行います．

引用・参考文献

1. 落合慈之：監：循環器疾患ビジュアルブック，第2版．学研メディカル秀潤社，2017.
2. 日本循環器学会ほか：2020年改訂版　不整脈薬物治療ガイドライン（2022年1月10日更新）．2020.
http://j-circ.or.jp/cms/wp-content/uploads/2020/01/JCS2020_Ono.pdf（2022年2月9日検索）
3. 日本循環器学会ほか：2018年改訂版　不整脈非薬物治療ガイドライン（2021年9月6日更新）．2019.
http://https://www.j-circ.or.jp/cms/wp-content/uploads/2018/07/JCS2018_kurita_nogami.pdf（2022年2月9日検索）

⑥ 心臓弁膜症

Check

● 心臓弁膜症とは，心臓にある弁に障害が起こり，本来の役割を果たせなくなった状態をいいます．

● 弁の開きが悪くなって血流の流れが妨げられる「狭窄」と，弁の閉じ方が不完全なために血流が逆流してしまう「閉鎖不全」の2つのタイプに大きく分けられます．

● 疾患や症例に応じて，弁形成術や弁置換術などの外科的治療法，TAVI（TAVR），PTMC，MitraClipなどの内科的カテーテル治療法が適応となります．

概要

　心臓の内部は4つの部屋（左右の心房と心室）に分かれています．各心房と心室の出入り口には「弁」とよばれる扉があり，血液を前方に送り，逆流を防止する働きがあります．右心室の入り口の弁（右心房と右心室の間）が三尖弁，右心室の出口の弁（右心室と肺動脈の間）が肺動脈弁，左心室の入り口の弁（左心房と左心室の間）が僧帽弁，左心室の出口の弁（左心室と大動脈の間）が大動脈弁です（図1）．

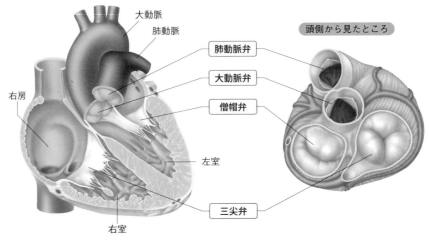

図1 ● 心臓の4つの弁

（左図：落合慈之監：循環器疾患ビジュアルブック，第2版．p.119，学研メディカル秀潤社，2017．右図：吉田俊子ほか：成人看護学3［循環器］第15版，心臓の構造と機能（宮地鑑）．系統看護学講座専門Ⅱ，p.18，医学書院，2019より引用）

　心臓弁は, 血液が常に一方向に流れるように維持し, 逆流を防止します. 心臓にある弁に障害が起こり, 本来の役割を果たせなくなった状態を「心臓弁膜症」といいます. 心臓弁膜症には大まかに弁の開きが悪くなって血液の流れが妨げられる状態である「狭窄」と弁の閉じ方が不完全なために, 血流が逆流してしまう状態である「閉鎖不全」の2つのタイプがあります (**図2**).

　これら4つの弁は, 発生の過程で心内膜がヒダ状に盛り上がり形成されます. そのため, 弁には筋肉 (心筋) が含まれません. 血液を前方に送り, 逆流を防止する働きは受動的に行われます.

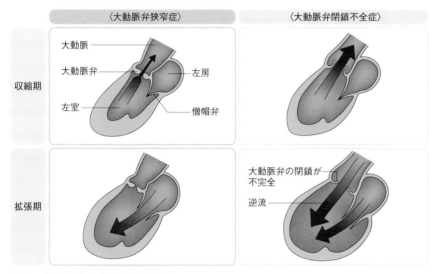

図2 ● 心臓弁膜症：狭窄と閉鎖不全

(落合慈之:監:循環器疾患ビジュアルブック, 第2版. p.138, 学研メディカル秀潤社, 2017より引用)

大動脈弁疾患

大動脈弁狭窄症

　大動脈弁狭窄症 (AS) とは, 大動脈弁が狭くなり開放が制限され, 左心室から大動脈へと送られる血流が妨げられるため, 左心室に大きな負担がかかっている状態です (**図3**). また, 送り出される血液量も少なくなるので, 心筋も酸素不足に陥ります. 特徴的な症状は, 胸痛, 失神, 呼吸困難です. 長期間無症状で経過しますが, いったん症状が出現すると非常に予後不良な疾患です.

　以前は, 生まれつき2枚の弁で大動脈弁が形成されている二尖弁や, リウマチ熱の既往などが主な原因でしたが, 近年では, 加齢, 動脈硬化が原因となる症例が増加しています.

略語

AS
大動脈弁狭窄症：aortic stenosis

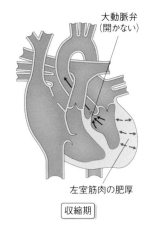

大動脈弁
(開かない)

左室筋肉の肥厚

収縮期

図3 ● 大動脈狭窄症

(落合慈之監：循環器疾患ビジュアルブック，第2版．p.132，学研メディカル秀潤社，2017より引用)

　大動脈弁狭窄症は，軽度から中等度ならば無症状で経過するものの，症状が認められたあとの予後は非常に不良で，症状出現後の平均余命は，狭心痛では5年，失神では3年，心不全では2年といわれています（**図4**）．

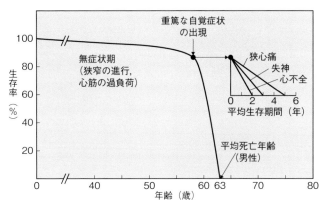

(Ross J Jr, et al：Aortic stenosis. Circulation, 38(suppl V)：V 61〜67，1968)

図4 ● 大動脈弁狭窄症：症状の発現年齢と生存率

(落合慈之監：循環器疾患ビジュアルブック，第2版．p.133，学研メディカル秀潤社，2017より引用)

大動脈弁閉鎖不全症

略語

AR
大動脈弁閉鎖不全症：
aortic regurgitation

　大動脈弁閉鎖不全症（AR）は，大動脈弁の締まりが悪くなり，心臓から大動脈に押し出された血液が再び左心室内に逆流する疾患です（**図5**）．長期間無症状で経過しますが，左心室の機能低下が起こると，息切れや呼吸困難を生じます．

　拡張期に血液が大動脈から左心室に逆流し，収縮期には無理をして血液を送り出すために左心室に負担がかかり，やがて左心室が大きくなります．原因としては，先天性やリウマチ性のほか，最近では高齢者における弁の変性や石灰化によるものが増えてきています．

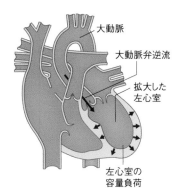

図5 ● 大動脈弁閉鎖不全症

（落合慈之：監：循環器疾患ビジュアルブック，第2版．p.137，学研メディカル秀潤社，2017より引用）

大動脈弁疾患に対する治療

　大動脈弁狭窄症・大動脈弁閉鎖不全症いずれの疾患に対しても，標準的な治療法は，外科的大動脈弁置換術（SAVR）です．人工弁には生体弁と機械弁の2種類があります（**図6**）．生体弁の場合は数か月の間，また機械弁の場合や心房細動を合併する場合には生涯継続して，血液を固まりにくくする抗凝固療法が必要となります．

略語

SAVR
外科的大動脈弁置換術：
surgical aortic valve
replacement

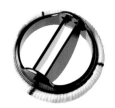
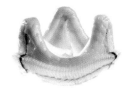

機械弁
（Epic™ Supra Stented Tissue Valve）
生体弁
（Regent™ Mechanical Heart Valve）

（画像提供：アボットメディカルジャパン合同会社）

図6 ● 人工弁（機械弁と生体弁）

　これまで，外科的治療法が選択できないケースでは，病気の進行を遅らせる目的の高血圧治療や，症状緩和を目的とする保存的薬物治療がメインでした．近年，とくに大動脈弁狭窄症に対し，内科的なカテーテル治療として，経カテーテル的大動脈弁留置術（TAVIまたはTAVR）が始まりました（**図7**）．本法により，手術では必須である心停止・体外循環を行わずにカテーテルを用い生体弁による人工弁を植え込むことが可能となっています．

略語

TAVI
経カテーテル的大動脈
弁留置術：transcathe-
ter aortic valve implan-
tation

TAVR
経カテーテル的大動脈
弁置換術：transcathe-
ter aortic valve replace-
ment

第1章　心臓カテーテルにまつわる基礎知識

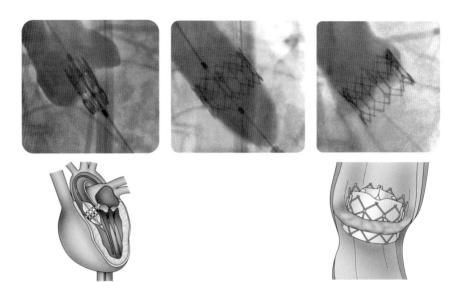

図7 ● 経カテーテル的大動脈弁留置術（TAVIもしくはTAVR）
最近では開心術が困難な症例に対して経カテーテル的大動脈弁留置術が施行される.

(落合慈之監：循環器疾患ビジュアルブック，第2版．p.136，学研メディカル秀潤社，2017より引用)

僧帽弁疾患

僧帽弁狭窄症

　拡張期には僧帽弁は開放し，左心室に血液を送り出さなければなりません.
しかし，僧帽弁狭窄症は，僧帽弁が硬くなってしまい十分に開放できなくなっ
ている病気です（図8）.

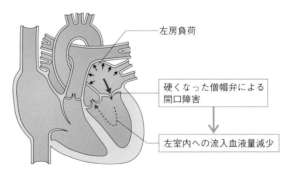

図8 ● 僧帽弁狭窄症
左房から左室への血液流入が障害される．このことにより左房負荷と心拍出量の低下が起こる.

(落合慈之監：循環器疾患ビジュアルブック，第2版．p.122，学研メディカル秀潤社，2017より引用)

僧帽弁口面積（MVA）の狭小化が長年続くことにより左房圧が上昇し，左房は拡大し，肺うっ血を生じます．二次的に三尖弁逆流を呈し，結果的に心房由来の不整脈（主に心房細動）や心不全症状（息切れ，動悸）が合併します．左房内の血流がうっ滞することで血栓症が比較的頻繁に合併するため，基本的にはワルファリンによる抗凝固療法の適応となります．

本来，僧帽弁は拡張期に開放されたときに，4～6cm²の弁口面積がありますが，重症の僧帽弁狭窄症になると，1.5cm²以下になってしまいます（図9）．

略語

MVA
僧帽弁口面積：
mitral valve area

PHT
拡張期圧較差半減時間：pressure half time

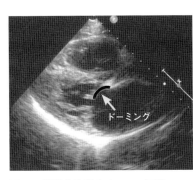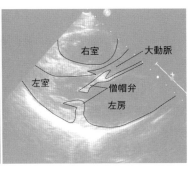

<僧帽弁口面積の算出法>

$$MVA(cm^2) = \frac{220^*}{PHT(秒)}$$

*ゴーリンの式から求められた経験係数

図9 ● 僧帽弁狭窄症のエコー画像
弁の肥厚，硬化，運動制限，拡張期のドーミング（ドーム形成）がみられる．
（落合慈之監：循環器疾患ビジュアルブック，第2版．p.123，学研メディカル秀潤社，2017より引用）

僧帽弁閉鎖不全症

左心室は収縮期に僧帽弁を閉じて，大動脈弁に血液を駆出しなければなりません．この収縮期に僧帽弁にずれが生じ，十分に閉鎖しきれないときに左心室から左心房へ逆流が生じます．これを僧帽弁閉鎖不全症とよびます（図10）．

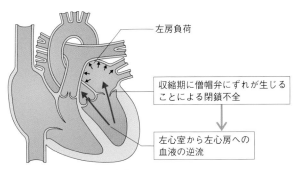

図10 ● 僧帽弁閉鎖不全症

第1章 心臓カテーテルにまつわる基礎知識

心エコー図検査で，逆流をきたしている弁の性状を評価し，重症度を判定します（図11）．症状のないうちは，左室腔内の拡大や左室収縮低下がなければ，薬物療法などで保存的に経過をみます．呼吸苦などの心不全症状，心房細動といった不整脈が合併してくると，外科的治療を考慮する段階となります．

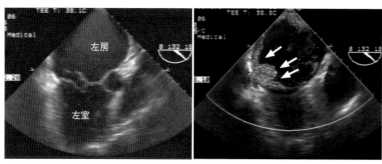

図11 ● 僧帽弁閉鎖不全症のエコー画像
僧帽弁前尖の逸脱例で，カラードプラ法により左房全体への逆流がみられる（矢印）．

（落合慈之監：循環器疾患ビジュアルブック，第2版．p.129，学研メディカル秀潤社，2017より引用）

僧帽弁疾患に対する治療

外科的治療（図12）

僧帽弁狭窄症に対する外科的治療は，基本的に弁置換術になります．僧帽弁閉鎖不全症に対する治療では，自己弁を用いた弁形成術と，弁そのものを取り換えてしまう弁置換術の2つがあります．弁形成術では，自己の弁を用いて余剰な部分を切除したり，ときにパッチや自己心膜を用いて縫い合わせたりします．また，弁輪が今後大きくならないようにリングやバンドといったものを弁輪に縫着します．

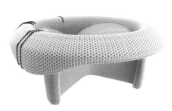 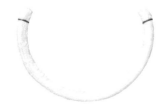

生体弁（アイトリスRESICIA生体弁）　　　　コスグローブエドワーズ人工弁輪
（画像提供：エドワーズライフサイエンス）

図12 ● 生体弁と人工弁輪

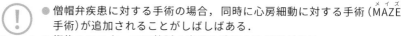

（!）Point
● 僧帽弁疾患に対する手術の場合，同時に心房細動に対する手術（MAZE^{メイズ}手術）が追加されることがしばしばある．
● 術後のモニターで不整脈の出現を確認する必要がある．

カテーテル治療

僧帽弁狭窄症の一部の症例では，経皮経静脈的僧帽弁交連切開術（PTMC）の適応になります（**図13**）．PTMCでは，下大静脈よりカテーテルを挿入し，右心房から心房中隔を穿刺します．心房中隔経由で僧帽弁までバルーンを進め，雪だるま状のバルーンのくびれのところで僧帽弁を広げます．

略語

PTMC
経皮経静脈的僧帽弁交連切開術：percutaneous transseptal mitral commissurotomy

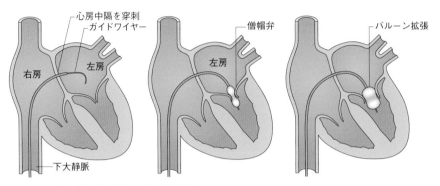

心房中隔を穿刺
ガイドワイヤー
右房　左房
下大静脈

僧帽弁
左房

バルーン拡張

図13 ● 経皮経静脈的僧帽弁交連切開術（PTMC）

（落合慈之監：循環器疾患ビジュアルブック，第2版．p.124，学研メディカル秀潤社，2017より引用）

僧帽弁閉鎖不全症の一部の症例で，内科的な心不全治療で十分コントロールできず，かつ開心術のリスクが高い症例において，経カテーテル的僧帽弁形成術（MitraClip™）という新しい治療が始まっています（**図14**）．これは，下大静脈から先端にクリップをつけたカテーテルを挿入し，右心房から心房中隔を穿刺した後に，僧帽弁にカテーテルを進めていき，クリップで挟み，開いてしまった弁口の逆流を減らす治療です．

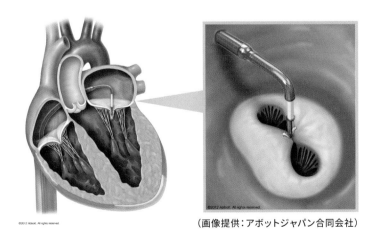

（画像提供：アボットジャパン合同会社）

図14 ● 経カテーテル的僧帽弁形成術（MitraClip™）

引用・参考文献

1. 落合慈之監：循環器疾患ビジュアルブック，第2版．p.124，学研メディカル秀潤社，2017．
2. 吉田俊子ほか：成人看護学3［循環器］第15版，心臓の構造と機能（宮地鑑）．系統看護学講座専門Ⅱ，p.18，医学書院，2019．

第1章 心臓カテーテルにまつわる基礎知識

第 2 章

心臓カテーテル検査

Contents

1. 心臓カテーテル検査の種類と進め方

Check

● 心臓カテーテル検査は，カテーテルを経皮的に静脈・動脈より挿入し，血管造影や心房・心室造影，心内圧測定，心拍出量測定，酸素飽和度測定，電気生理学的検査などを行います．

● 検査の目的に応じて，右心カテーテル検査は内頸静脈，鎖骨下静脈，大腿静脈，尺側皮静脈などから，左心カテーテル検査は橈骨動脈，上腕動脈，大腿動脈などからカテーテルを挿入します．

● 電気生理学的検査は，不整脈の鑑別および不整脈を誘発して植え込み型除細動器の適応を判断することを目的に行います．

心臓カテーテル検査とは

　直径1〜2mmの管（カテーテル）を経皮的に静脈・動脈より挿入し，血管造影（冠動脈・大動脈・肺動脈）や心房・心室造影（右房・右心室・左室造影），心内圧測定，心拍出量測定，酸素飽和度測定，電気生理学的検査などを行う検査のことです．

*1
詳細は2章「2.右心カテーテル検査」(p.74〜78)をご参照下さい.

右心カテーテル検査*1

　内頸静脈，鎖骨下静脈，大腿静脈，尺側皮静脈などからカテーテルを挿入します．

　スワンガンツカテーテルを挿入し，心内圧測定，心拍出量測定，左右短絡評価のための酸素飽和度測定を行います（**図1**）．カテーテル室で一時的に挿入し評価後に抜去となることが多いですが，重症心不全等の経時的な血行動態評価のため留置しておくときもあります．

　心内圧測定により，右房圧，右室圧，肺動脈圧，肺動脈楔入圧に加え，心拍出量も算出でき，血行動態把握に有用です．平均肺動脈楔入圧と心係数からフォレスター（Forrester）分類を評価することが可能です．

　また，心房中隔欠損症などのシャント疾患の精査にも有用であり，酸素分圧を測定し左右短絡率・短絡量を計算します．

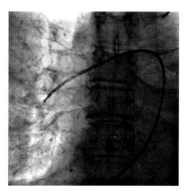

図1 ● 大腿静脈アプローチでの右心カテーテル検査

左心カテーテル検査*²

＊2
詳細は2章「3.左心カ
テーテル検査」(p.79〜
82)をご参照下さい.

橈骨動脈，上腕動脈，大腿動脈などよりカテーテルを挿入します.

冠動脈造影検査（CAG）

右前斜位（RAO）/左前斜位（LAO），Cranial（頭側）/Caudal（尾側）を組み合わせてさまざまな角度から冠動脈造影を行い，左右それぞれの冠動脈について狭窄の程度を評価します（図2, 3）.冠動脈造影上，中等度狭窄所見を認めた場合は，プレッシャーガイドワイヤーを用いて冠血流予備量比（FFR）を測定することがあり，機能的心筋虚血を評価したうえで経皮的冠動脈インターベンションの適応を判断します.

冠動脈バイパス術後の場合，冠動脈のみでなく，内胸動脈や胃大網動脈などバイパスで用いられた動脈を選択的に造影し，冠動脈への開存を確認します.

また，冠攣縮性狭心症の診断のため，アセチルコリンやエルゴノビンなどの薬剤を用いて冠攣縮を誘発することがあります.薬剤誘発による冠動脈狭窄所見や患者さんの自覚症状，心電図変化から陽性/陰性を判断します.

略語

CAG
冠動脈造影検査：coro-
nary angiography

RAO
右前斜位：right anteri-
or oblique

LAO
左前斜位：left anterior
oblique

FFR
冠血流予備量比：frac-
tional flow reserve

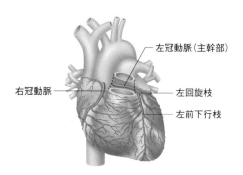

図2 ● 冠動脈

左冠動脈（主幹部）
右冠動脈
左回旋枝
左前下行枝

（吉田俊子ほか：成人看護学3[循環器]第15版，心臓の構造と機能（宮地鑑）．系統看護学講座専門Ⅱ，p.19，医学書院，2019より引用）

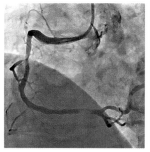

右冠動脈#3 高度狭窄

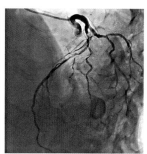

左前下行枝#6-7 高度狭窄

図3 ● 冠動脈造影検査

左室造影検査（LVG）

　左室造影は，左室形態，局所壁運動，左室壁厚，僧帽弁逆流症，短絡などを評価するために行われます（**図4**）．

　LVGより拡張末期容積（EDV）と収縮末期容積（ESV）を測定し，下式により左室駆出率（LVEF）を算出することができます．

$$LVEF=(EDV-ESV)\ /EDV$$

大動脈造影検査（AOG）

　大動脈造影は，大動脈弁閉鎖不全症の評価や上行大動脈の径・走行の評価のため行われます．また，下肢動脈造影による下肢閉塞性動脈硬化症の診断に用いられます（**図5**）．

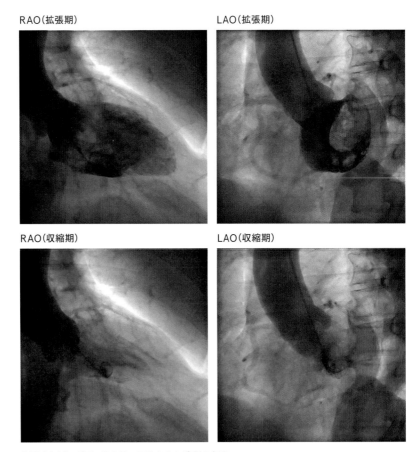

RAO（拡張期）　　　　　　　　LAO（拡張期）

RAO（収縮期）　　　　　　　　LAO（収縮期）

左室内にピッグテールカテーテルを入れ造影を行う．

図4 ● 左室造影検査

電気生理学的検査（EPS）*3

＊3
詳細は2章「4.電気生理
学的検査（EPS）」（p.83
～86）をご参照下さい.

不整脈の鑑別および誘発のために行います．頻脈性不整脈や徐脈性不整脈の診断に用いられます（図6）.

また，植込み型除細動器（ICD）の適応を考慮するため，心室頻拍・心室細動の誘発を行うこともあります.

略語

EPS
電気生理学的検査：
electrophysiological
study

ICD
植込み型除細動器：
implantable cardio-
verter defibrillator

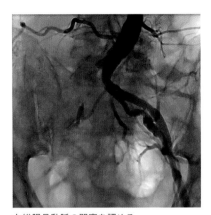

右総腸骨動脈の閉塞を認める.

図5 ● AOGによる下肢血管造影

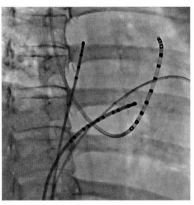

各種カテーテルを留置し心内電位を調べる.
心房・心室ペーシングや薬剤負荷により不整脈
を誘発し診断する.

図6 ● 電気生理学的検査

第2章 心臓カテーテル検査

引用・参考文献

1.　吉田俊子ほか：成人看護学3［循環器］ 第15版，心臓の構造と機能（宮地鑑）．系統看護学講座専門Ⅱ，p.19，医学書院，2019.

2. 右心カテーテル検査

Check

● 右心カテーテル検査は右心系の形態・心機能・血行動態の評価を目的に，内頸静脈や大腿静脈などからスワンガンツカテーテルを挿入して，心内圧，酸素飽和度，心拍出量などを測定します．

● 各種データの評価により，心不全の診断および治療法の選択や先天性のシャント性心疾患の診断および重症度の判定などが可能となります．

● カテーテル挿入時に発生しうる緊急事態にただちに対応できるよう救急カートを用意し，カテーテル操作とその補助には細心の注意を払い，患者の状態をしっかり観察する必要があります．

特徴

略語

CO
心拍出量：cardiac output

CI
心係数：cardiac index

PCWP
肺動脈楔入圧：pulmonary capillary wedge pressure

　右心カテーテル検査は，心不全や先天性心疾患などが疑われる場合に，右心系の形態・心機能・血行動態などの評価を目的に実施されます．

　内頸静脈，鎖骨下静脈，大腿静脈，尺側皮静脈（一般に内頸静脈や大腿静脈が使用されることが多い）などを穿刺してスワンガンツカテーテル（図1）を挿入し，心内圧，酸素飽和度，心拍出量（CO），心係数（CI）などの測定を行います．

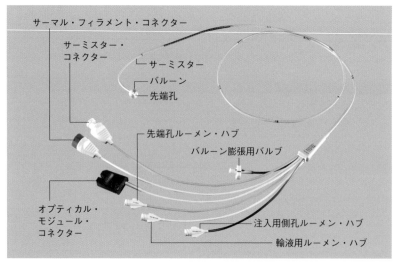

（画像提供：エドワーズライフサイエンス株式会社）

図1 ● スワンガンツカテーテル

　心係数（CI）と肺動脈楔入圧（PCWP）の測定により心不全の診断・治療法の選択・予後の予測など，酸素飽和度の測定により心房中隔欠損症などのシャント性心疾患の診断および重症度の判定が可能となります．

挿入手順

1. 医師から患者・家族に検査の目的と内容について十分に説明を行い，同意を得ます．
2. カテーテル挿入時に発生する可能性のある緊急事態（不整脈，血管穿孔，肺動脈損傷，肺塞栓など）にただちに対応できるように，救急カートを用意します．
3. カテーテル挿入前に，カテーテルルーメンの開存性が十分に高い（血栓などで閉塞されにくい）ことを確認し，ルーメン内部に残る気泡を除去するために生理食塩液を使ってフラッシュします．
4. カテーテル先端のバルーンをシリンジで適正容量まで拡張し，ゆがみなどの異常がないこと，滅菌水などを満たした容器に入れて空気が漏れないことを確認できたら，バルーンを収縮させます．
5. カテーテルの注入用ルーメンを輸液システムに，圧モニタリング用ルーメンを圧トランスデューサに接続し，接続チューブや圧トランスデューサの内部に気泡の残存がないことを確認します．
6. カテーテルと心拍出量測定装置をケーブルでつなぎ，断線していないことを確認します．
7. 患者を仰臥位とし，穿刺部位を露出させて局所麻酔を行います．
8. 挿入を容易にするシースイントロデューサを使ってカテーテルの挿入を開始します．
9. 先端のバルーンにシリンジを使って適正容量の炭酸ガスや空気を注入して拡張し，先端孔から連続的に圧波形をモニタリングしながらカテーテルをゆっくり進め，右心房内に到達させます．
10. 先端部が胸部に入ると呼吸性変動により圧波形が大きく変化し，右心室から肺動脈，肺動脈楔入部へとスムーズに移動していきます．
11. 肺動脈楔入圧が測定されるまでカテーテルをさらに進めていきます．
12. 肺動脈楔入圧の測定を確認したらバルブからシリンジを取り外し，バルーン内の気体を自然に排出させて収縮させます（気体をシリンジで強引に吸い込むとバルーンを損傷する危険性がある）．
13. 右心房や右心室のなかでたるんだり輪ができたりしないように，カテーテルを少しずつ2～3cm程度引き戻します．

14 最終の先端位置が適正であることを胸部X線により確認し，カテーテルの使用を終了します．

15 少しずつ慎重にカテーテルを抜去し，使用したカテーテル本体に欠落がなく，すべてが揃っていることを確認し検査を終了します．

評価法

心内圧

　右心カテーテル検査で得られる心内圧の正常値と正常波形をそれぞれ**表1**，**図2**に示し，異常値が出現したときに示唆される病態・疾患を以下に述べます．

略語

RAP
右房圧：right atrial pressure

RVP
右室圧：right ventricular pressure

PAP
肺動脈圧：pulmonary artery pressure

右房圧（RAP）

　右房圧は静脈循環量の増減により変動し，平均圧の低値は脱水や出血など，高値は血管内液貯留状態，右心不全，心タンポナーデなどを示唆します．右房圧曲線のa波の増高は三尖弁狭窄症など，v波の増高は三尖弁逆流症などを示唆します．

右室圧（RVP）

　収縮期圧の上昇は肺高血圧症，肺動脈狭窄症，左心不全の進行など，拡張期圧の上昇は心タンポナーデ，右心不全などを示唆します．

肺動脈圧（PAP）

　平均圧の上昇は肺高血圧症や肺動脈狭窄，左心不全などを示唆します．

肺動脈楔入圧（PCWP）

　肺動脈の末梢までカテーテルを挿入して拡張させたバルーンで肺動脈を閉塞して血流を遮断したとき，カテーテルの先端の圧とその先にある左房圧が等しくなり，この圧を肺動脈楔入圧と呼びます．左心系の評価や肺うっ血の評価に有用な指標となります．

表1 ● 右心カテーテル検査で得られる心内圧の正常値

心内圧	収縮期圧	拡張期圧	平均値
右房圧	v波：2 〜 10mmHg	a波：2 〜 10mmHg	2 〜 6mmHg
右室圧	15 〜 30mmHg	2 〜 8mmHg	－
肺動脈圧	15 〜 30mmHg	4 〜 12mmHg	10 〜 18mmHg
肺動脈楔入圧	v波：3 〜 15mmHg	a波：3 〜 15mHg	4 〜 12mmHg

（落合慈之：監：循環器疾患ビジュアルブック，第2版．p.56，学研メディカル秀潤社，2017より一部引用）

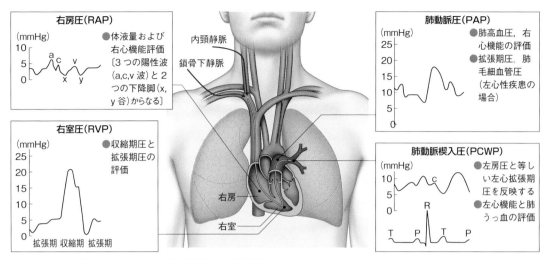

図2 ● スワンガンツカテーテルの挿入部位の正常波形

（落合慈之：監：循環器疾患ビジュアルブック，第2版．p.57，学研メディカル秀潤社，2017より引用）

　平均圧の上昇は血管内液貯留状態，左心不全など，低下は循環血液量減少な
どを示唆します．肺動脈楔入圧曲線のa波の増高は僧帽弁狭窄症など，v波の増
高は僧帽弁逆流などを示唆します．

心拍出量（CO），心係数（CI）

　1分間に心臓が送り出す血液の量です．右心カテーテル検査では熱希釈法に
よりCOが求められます．その原理は，右房に位置させたカテーテルの注入用
側孔から0℃に冷却した正確な量の5％生理食塩液を注入して血液と混合し，先
端のサーミスタで検知される血液温度の変化からCOを算出するというもので
す．COは身体の大きさによるばらつきが大きいため，体表面積で除して（割っ
て）補正した心係数（CI）で評価します．

【正常値】心拍出量（CO）：4～8L/分，　心係数（CI）：2.5～4.0L/分/m²

　前述の肺動脈楔入圧（PCWP）と心係数（CI）の評価により，フォレスター（For-
rester）分類（**図3**）に基づく心不全の診断・治療法の選択・予後の予測が可能と
なります．

酸素飽和度

　カテーテルが走行する各部位の血液を採取して測定した酸素飽和度をもとに
肺体血流量比（肺血流量と体血流量の比），短絡率などを算出することにより，
短絡（血液が中隔の欠損などにより本来通るべき血管とは異なるルートを流れ
る状態）の存在，方向および量が決定でき，心房中隔欠損症などのシャント性心

略語

IABP
大動脈内バルーンパンピ
ング：intra-aortic
ballon pumping

PCPS
経皮的心肺補助装置：
percutaneous cardio-
pulmonary support

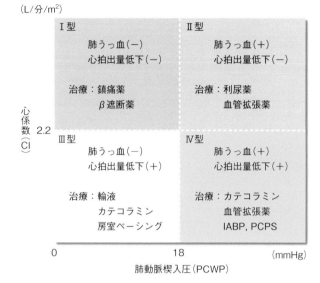

(L/分/m²)

	Ⅰ型	Ⅱ型
	肺うっ血（−） 心拍出量低下（−） 治療：鎮痛薬 β遮断薬	肺うっ血（＋） 心拍出量低下（−） 治療：利尿薬 血管拡張薬

心係数 2.2
（CI）

	Ⅲ型	Ⅳ型
	肺うっ血（−） 心拍出量低下（＋） 治療：輸液 カテコラミン 房室ペーシング	肺うっ血（＋） 心拍出量低下（＋） 治療：カテコラミン 血管拡張薬 IABP, PCPS

0   18   (mmHg)
肺動脈楔入圧（PCWP）

図3 ● フォレスター分類
（落合慈之監：循環器疾患ビジュアルブック，第2版．p.166，学研メディカル秀潤社，2017より引用）

疾患の診断および重症度を評価するうえで有用な指標となります．

　通常では肺に送られる血液量（肺血流量）と全身に送られる血液量（体血流量）
は一致していますが（肺体血流量比：1.0），心房中隔欠損症では肺血流量が多く
なり，その比率（肺体血流量比）が大きくなるに従って重症度が高くなり，1.5を
超える場合には閉鎖術の治療適応となります（ただし，病状が高度に進行した
場合には比率が小さくなることがあります）．

引用・参考文献

1.　落合慈之監：循環器疾患ビジュアルブック，第2版．p.56-60，学研メディカル秀潤社，2017．
2.　金澤一郎ほか総編：内科学［Ⅰ］．p.629-635，医学書院，2006．
3.　エドワーズライフサイエンス株式会社：スワンガンツ・サーモダイリューション・カテーテル添付文書．2016年7月改訂（第11版）．

3. 左心カテーテル検査

● 左心カテーテル検査は，橈骨動脈，上腕動脈，大腿動脈などを穿刺して専用のカテーテルを挿入し，造影剤を注入してX線撮影を行い，左心系の形態・機能・血行動態などの評価を行います．

● 冠動脈造影検査(CAG)，左室造影検査(LVG)，大動脈造影検査(AOG)により，病変の有無や性状の評価，部位の特定，重症度の判定などを行います．

● カテーテル操作に伴う合併症や造影剤アレルギーが発生したとき即座に対応できるよう救急カートを用意し，検査中や検査後の患者の状態を注意深く観察する必要があります．

目的

左心カテーテル検査は，橈骨動脈，上腕動脈，大腿動脈などを穿刺して専用のカテーテルを挿入し，造影剤を注入して冠動脈造影検査（CAG），左室造影検査（LVG），大動脈造影検査（AOG）などを行い，左心系の形態・機能・血行動態などの評価を目的に実施されます．

冠動脈造影検査 (CAG)

動脈を穿刺して専用のカテーテルを冠動脈まで挿入し，造影剤を注入してX線撮影を行います．冠動脈造影に用いられる撮影装置はCアームと呼ばれる特殊な構造をしており，左前斜位（LAO）/右前斜位（RAO）と頭側（CRA）/尾側（CAU）方向の2軸を同時に回転させて，左右の冠動脈造影画像をそれぞれわずか数秒間で撮影することができます（図1）．

CAGでは，左右の冠動脈の走行や形態，動脈硬化に伴う狭窄の有無や部位，性状などの評価を行います．その結果，冠動脈に狭窄病変を認めたときは，プレッシャーワイヤーと呼ばれる特殊な装置を挿入して，狭窄の機能的重症度の指標である冠血流予備量比（FFR）を測定します．

FFRは，

FFR＝狭窄病変の遠位部の冠動脈圧÷近位部の冠動脈圧

略語

CAG
冠動脈造影検査：coronary angiography

RAO
右前斜位：right anterior oblique

LAO
左前斜位：left anterior oblique

CRA
頭側：cranial

CAU
尾側：caudal

FFR
冠血流予備量比：fractional flow reserve

によって算出され，0.75未満であれば有意な冠動脈狭窄があると判定し，経皮的冠動脈インターベンション（PCI）の適応を検討します．

　臨床症状から冠攣縮性狭心症が疑われる症例に対しては血管拡張薬を用いず，アセチルコリンやエルゴノビンなどを注入して意図的に冠攣縮を誘発する薬物負荷試験を行います．薬物負荷試験による冠攣縮所見，発作時の心電図上の虚血性ST変化，狭心痛や胸部絞扼感などの自覚症状などから総合的に診断します．

　冠動脈バイパス術（CABG）後に行う検査では，冠動脈の造影のほかにグラフトとして使用した血管（内胸動脈，胃大網動脈，橈骨動脈や大伏在静脈を用いたグラフト血管）の造影も行って十分な開存性が得られているか確認する必要があります．

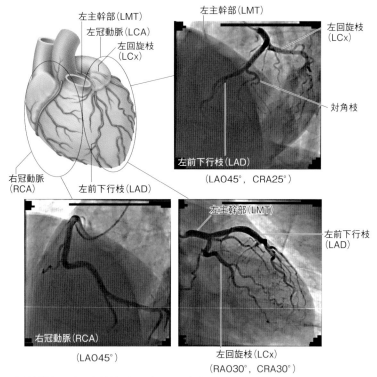

右前斜位（RAO），左前斜位（LAO），頭側方向に傾けた撮影（CRA，cranial）

図1 ● 冠動脈造影

（落合慈之監：循環器疾患ビジュアルブック，第2版．p.59，学研メディカル秀潤社，2017より引用）

左室造影検査（LVG）

　CAG終了後，先端が丸くなったピッグテール型カテーテルを左室内に挿入し，30～40mLの造影剤を10～15mL/秒の速度で一気に注入してX線撮影を行います．大量の造影剤が急速に注入されることで悪心・嘔吐や血圧低下などの

症状が出現することがあるため患者の変化には十分に注意を払い，急変時に即座に対応できるよう救急カートを準備しておきます．

LVGでは，左室壁運動（**図2，3**），左室駆出率（LVEF），左室壁肥厚，僧帽弁閉鎖不全症における逆流の重症度（**表1**）などの評価を行い，虚血性心疾患，弁膜症，心筋症などの病変を検索します．

LVEFは，左室拡張末期容積（EDV）と左室収縮末期容積（ESV）を測定し，

$$LVEF = (EDV - ESV) \div EDV \times 100 \,(\%)$$

によって算出します（正常値：50%以上）．LVEFが高度に低下している場合には拡張型心筋症などを疑います（**図4**）．

略語

EDV
拡張末期容積：end-diastolic volume

ESV
収縮末期容積：end-systolic volume

LVEF
左室駆出率：left ventricular ejection fraction

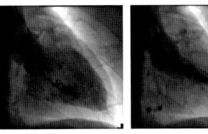

拡張期（右前斜位：RAO）　　　収縮期（RAO）

正常例:左室が全周性に収縮運動している．

図2 ● 左室造影壁運動例

（落合慈之：循環器疾患ビジュアルブック，第2版．p.58，学研メディカル秀潤社，2017）

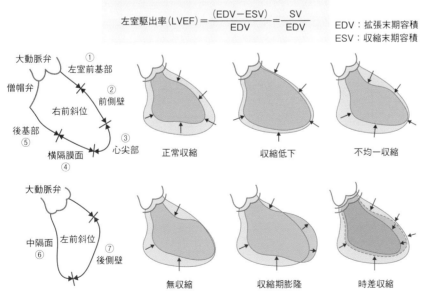

（稲田英一編［福島理文ほか］：呼吸・循環イラストレイテッド．月刊ナーシング，28(12)：159，2008を改変）

図3 ● 左室造影における左室壁運動の視覚的評価法

（落合慈之：循環器疾患ビジュアルブック，第2版．p.59，学研メディカル秀潤社，2017）

第2章　心臓カテーテル検査

表1 ● 僧帽弁閉鎖不全症における逆流の重症度分類【セラーズ（Sellers）分類】

Ⅰ度	左房への逆流ジェットを認めるが左房全体は造影されない
Ⅱ度	左房全体が造影されるが左室よりも薄い
Ⅲ度	左房が左室とほぼ等しい濃さに造影される
Ⅳ度	左房が左室よりも濃く造影される

(Sellers RD et al:Am J Cardiol 14:437-447, 1964より改変)

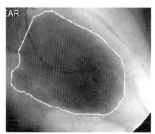 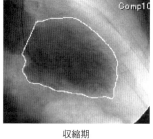

拡張期 　　　　　　　収縮期

機能解析
LVEF：36%，EDV：174mL/m²
SV：64mL，ESV：110mL/m²

LVEF：左室駆出率

左室駆出率が解析できる.

図4 ● 拡張型心筋症の左室造影〔左室造影（LVG）解析〕

(落合慈之監：循環器疾患ビジュアルブック，第2版. p.59，学研メディカル秀潤社，2017より引用)

大動脈造影検査（AOG）

略語

AOG
大動脈造影検査：aor-
tography

　ピッグテール型カテーテルを大動脈弁のやや上方の上行大動脈基部に挿入し，造影剤を注入してX線撮影を行います．AOGでは，大動脈弁閉鎖不全症における逆流の重症度を判定することができ（表2），また，上行大動脈の径や走行などの形態（拡張や狭窄）の評価により大動脈瘤や大動脈炎症候群などの大動脈疾患の診断が可能です．下肢閉塞性動脈硬化症を疑う場合には下肢血管造影を行って診断します．

表2 ● 大動脈弁閉鎖不全症における逆流の重症度分類（Sellers分類）

Ⅰ度	左室への逆流ジェットを認めるが左室全体は造影されない
Ⅱ度	左室全体が造影されるが大動脈よりも薄い
Ⅲ度	左室と大動脈がほぼ等しい濃さに造影される
Ⅳ度	左室が大動脈よりも濃く造影される

(Sellers RD et al:Am J Cardiol 14:437-447, 1964より改変)

引用・参考文献

1. 落合慈之監：循環器疾患ビジュアルブック，第2版. p.56-60，学研メディカル秀潤社，2017.
2. 金澤一郎ほか総編：内科学［Ⅰ］. p.635-643，医学書院，2006.
3. 藤田浩監：臨床検査ビジュアルナーシング. p.82-89，学研メディカル秀潤社，2018.

4. 電気生理学的検査(EPS)

Check

● 電気生理学的検査は不整脈の原因である刺激伝導系のどこに異常があるのかを調べる検査です．

● 徐脈性不整脈，頻脈性不整脈が検査の適応となります．

● 電気生理学的検査の際は不整脈やショックに対応すべく，除細動器や救急薬剤の準備を整えておきましょう．

電気生理学的検査とは

　心臓は，収縮と拡張を休まず繰り返し，全身に血液を循環させる役割をもち，電気的刺激によりこのような運動を持続しています．このように安定的に電気刺激を生み出し，心筋のすみずみに伝導させることができる回路のことを刺激伝道系と呼びます．

　不整脈は刺激伝導系の異常もしくは心筋自体の異常によって生じており，電気生理学的検査（EPS）は刺激伝導系のどこに異常があるのかを調べる検査です．

略語
EPS
電気生理学的検査：
electrophysiological study

電気生理学的検査の目的

　電気生理学検査では，電極カテーテルを心臓内に挿入し，刺激を与えて不整脈の原因を調べます．体表面心電図ではわからない細かな心臓内の刺激伝導系異常の原因を突き止めるのが目的となります．

　検査結果は，徐脈性不整脈では恒久的ペースメーカー植込み術などの治療適応の判断に用いられます．また頻脈性不整脈においては，カテーテルアブレーションや植込み型除細動器（ICD）などの治療適応が決定されます（表1）．

略語
ICD
植込み型除細動器：
implantable cardio-verter defibrillator

表1 ● 適応疾患

徐脈性不整脈	頻脈性不整脈	
・洞不全症候群 ・房室ブロック	・発作性上室性頻拍 ・心室頻拍 ・心房粗動・細動	・心室細動 ・QT延長症候群

第2章 心臓カテーテル検査

● 不整脈やショックに対応すべく, 除細動器や救急薬剤の準備が必要.
● 不整脈誘発時には血行動態把握のために, 動脈圧モニタリングを行う
ケースもある.

電気生理学的検査の手順

電気生理学的検査の必要物品

モニター心電図

血管挿入用シース

電極カテーテル

緊急時(心室頻拍, 心室細動など)のための除細動パッチ

不整脈誘発目的の薬剤(アトロピン, プロタノールなど)

1 大腿静脈, 頸静脈, 鎖骨下静脈などの静脈にシースを留置し(図1), そこから電極カテーテル(図2)を右心系の心臓内腔に到達させ, 目的の部位に留置します.

Point

● 場合によって, 血管エコー下で穿刺を行う場合もある.
● 電極カテーテルの留置は, X線透視下で行われ, 右前斜位(RAO view)と左前斜位(LAO view)で確認する(図3).
● RAO viewでは心室中隔を右側から見ることが可能であり, 左側が右心房, 右側が右心室となる.
● LAO viewでは心室中隔を正面視し, 右心系と左心系を左右で区別することが可能となる.
● 主な電極留置部としては, 冠状静脈洞(CS), 高位右房(HRA), 三尖弁輪, ヒス束(His), 右室心尖部(RVA), 右室流出路(RVOT)などがある.

略語

RAO view
右前斜位:right anterior oblique

LAO view
左前斜位:left anterior oblique

CS
冠状静脈洞:coronary sinus

HRA
高位右房:high right atrium

His
ヒス束:His bundle

RVA
右室心尖部:right ventricle apex

RVOT
右室流出路:right ventricular outflow tract

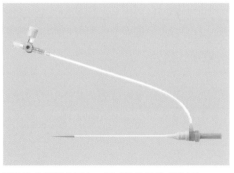

図1 ● 血管挿入用シース (テルモ株式会社)

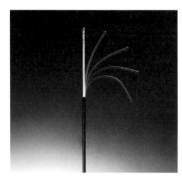

図2 ● 電極カテーテル(日本光電)

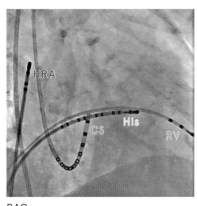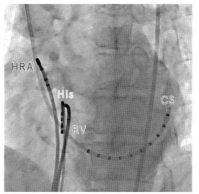

RAO　　　　　　　　　　　　　LAO

図3 ● RAO view・LAO view
HRA：高位右房，　CS：冠状静脈洞，　His：ヒス束，　RV：右室

 留置された電極カテーテルから心内心電図を記録します（**図4**）.

(!)Point
- 右心房に留置されたカテーテルでは心房（右房）電位，右心室に留置されたものでは心室（右室）電位が記録される.
- その他，ヒス束周囲に留置されたカテーテルでは，ヒス電位・心房電位・心室電位を同時に記録できる.
- 冠状静脈洞内に留置されたカテーテルからは，心房（左房）電位と心室（左室）電位が記録できる.

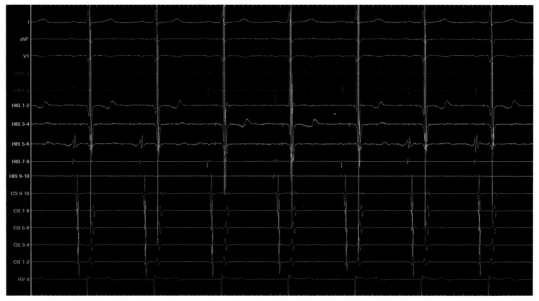

図4 ● 心内心電図

3 各部位から心内電位を記録し，得られた心内電位から興奮順序を確認し，伝導時間の評価をします.

第2章　心臓カテーテル検査

4 心房および心室からプログラム電気刺激を行い，房室結節などの伝導速度の測定をするとともに，頻脈性不整脈の誘発を行い，その機序を同定します（図5）.

> **（!）Point**
> ● 頻回刺激法や期外刺激法といった基本的なプログラム刺激方法があり，組み合わせて検査を行う.
> ● 不整脈の機序の一つであるリエントリーは，心臓内の回路を電気興奮が回旋して生じ，その回路は房室結節内であったり，副伝導路を介するものであったり，また心筋梗塞などの異常心筋で形成されたりする.
> ● 回路を同定することで，その部位をアブレーションすることができ，根治療法が可能となる.
> ● アブレーション後には，再度EPSを行い，頻拍が誘発されないことを確認する. その際に，頻拍の誘発性を高くするために，イソプロテレノールを点滴することがある.

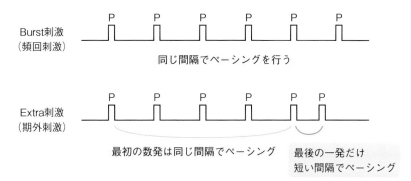

図5 ● プログラム電気刺激

5 終了後，シースを抜去し，用手圧迫もしくは皮膚縫合で止血処置を行います.

6 バイタルサインが安定していることを確認し，退室になります.

第 3 章

心臓カテーテル治療

Contents

1. 経皮的冠動脈インターベンション（PCI）

Check

- 経皮的冠動脈インターベンション（PCI）は，狭心症や急性冠症候群に対して行われるカテーテル治療です．

- 狭窄または閉塞した冠動脈に対して，バルーンやステントなどの器具を用いて拡張し血流を改善させます．

- 治療において使用する用語や器具が非常に多く，実際の治療現場にはスピードが求められるため，手順も含め，混乱しないように覚えていきましょう．

治療の目的

略語

PCI
経皮的冠動脈インターベンション：percutaneous coronary intervention

　経皮的冠動脈インターベンション（PCI）とは，狭心症や急性冠症候群に対して行われるカテーテル治療のことです．

　狭窄もしくは閉塞した冠動脈に対して，バルーンやステントなどの器具を用いて拡張し血流を改善させます．

　治療の内容自体は簡単なのですが，非常に用語や器具も多く，実際の治療現場にはスピードも必要なため，混乱しないように覚えていきましょう．

治療の特徴

PCIの手順（図1）

　まずは，一番簡単な治療手順を覚えていきましょう．

1 アプローチ部位の選定と消毒，シースの挿入

略語

TFI
大腿動脈アプローチ：trans-femoral intervention

TRI
橈骨動脈アプローチ：trans-radial intervention

　PCIを行ううえで，主に①大腿動脈，②橈骨動脈，③上腕動脈などのアプローチ部位があります．かつては大腿動脈アプローチ（TFI）が主流でしたが，橈骨動脈アプローチ（TRI）は止血が容易で出血性合併症が少なく，術後の臥床安静による苦痛も少ないため，現在，主流の穿刺部位となりつつあります．大腿動脈アプローチは8Fr以上のガイディングカテーテルが使用可能なため，複雑な手技を行う際に使用されます．

　アプローチ部位を消毒しドレープをかぶせ，局所麻酔をしてからシースを挿

入します．

● 近年はエコーガイドをすることで橈骨動脈よりさらに遠位の遠位橈骨動脈穿刺（DRA）も行われている．
● 遠位橈骨動脈穿刺の場合，橈骨動脈の動脈閉塞を回避できることなどがメリットとしてあげられる．

略語
DRA
遠位橈骨動脈穿刺：distal radial artery approach

2 ガイディングカテーテルの挿入

ガイドワイヤーを先行させながらガイディングカテーテルを挿入し，冠動脈入口部に入れます（エンゲージ）．

3 PCI用のガイドワイヤーを病変部から末梢へ通す

PCI用のガイドワイヤーを病変部からさらに末梢まで通します．

4 病変部位を血管内イメージングで評価する

病変部位をIVUS（血管内超音波）やOCT（光干渉断層法）といった血管内イメージングで評価します．血管拡張前に病変の性状や長さ，血管径などを細かく評価します．

略語
IVUS
血管内超音波：intravascular ultrasound

OCT
光干渉断層法：optical coherence tomography

POBA
経皮的バルーン血管形成術：plain old balloon angioplasty

5 バルーン拡張とステント留置

ガイドワイヤーに沿って，病変部位までバルーンカテーテルを持っていきインデフレーターを用いて経皮的なバルーン拡張を行います（POBA）．現在は薬剤溶出性ステントを留置することが大半のため，このバルーン拡張でステントが不十分な拡張にならないように拡張させます．病変部位の石灰化が多く拡張できないことが予想されたり，バルーン拡張で広がらない場合には，ロタブレーターというドリルで血管内の切削（アブレーション）を行うこともあります．最終的にステント留置を行います．

6 血管内イメージングで評価し最終造影へ

ステントの拡張などを細かく見るために血管内イメージングで評価します．そして，最終造影を行い治療は終了です．

7 シース抜去と止血

用手圧迫もしくは止血デバイスを用いて止血をします．

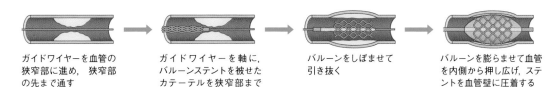

ガイドワイヤーを血管の狭窄部に進め，狭窄部の先まで通す

ガイドワイヤーを軸に，バルーンステントを被せたカテーテルを狭窄部まで誘導する

バルーンをしぼませて引き抜く

バルーンを膨らませて血管を内側から押し広げ，ステントを血管壁に圧着する

図1 ● PCIの手順

第3章 心臓カテーテル治療

デバイス

ガイディングカテーテル

　カテーテル検査室には，さまざまな種類のガイディングカテーテルが用意されています．

　これらのカテーテルの違いは，

①冠動脈に入れやすく（エンゲージしやすい）抜けやすい（バックアップが弱い）もの

②冠動脈に入れづらい（エンゲージしにくい）が抜けにくい（バックアップが強い）もの

の大きく2つに分けられます．バックアップ（正確にはバックアップサポート）はPCIを成功に導くための大切な要素です．

Point ● バックアップの強いカテーテルは冠動脈入口部を傷つけることがあるため注意が必要である．

　太いカテーテルを用いるときや，入口部にも冠動脈狭窄がある場合には，ダンピングといってガイディングカテーテル先端圧が低下する現象が起こることがあります．そうすると，冠動脈血流の低下による血圧低下，心室細動などの不整脈，冠動脈解離などの合併症を起こすことがあるため，サイドホール（側孔）付きのカテーテルを用いて予防します．この意味でも，PCI中はガイディングカテーテルの先端圧を常にチェックしている必要があります．

　ここで，代表的な4つのガイディングカテーテルの形状を紹介します．

ジャドキンスタイプ（Judkins）（図2）

　通常の造影用のカテーテルでも使われる，もっとも頻繁に使われるカテーテルです．JLは左冠動脈用（Judkins Left），JRは右冠動脈用（Judkins Right）の略です．エンゲージは容易ですが，バックアップは他のタイプよりは弱い傾向があります．

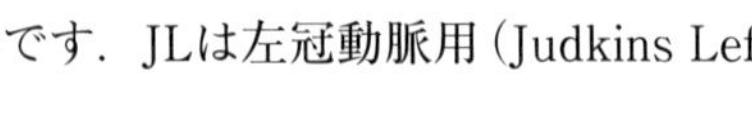

図2 ● ジャドキンスタイプ（テルモ株式会社）

バックアップタイプ（Back up）（図3）

　各社でさまざまな名称（SPB，EBU，BLなど）があります．形状としては大きな滑らかな曲線でできており，カテーテルが反対の大動脈壁にあたることでバックアップが得られま

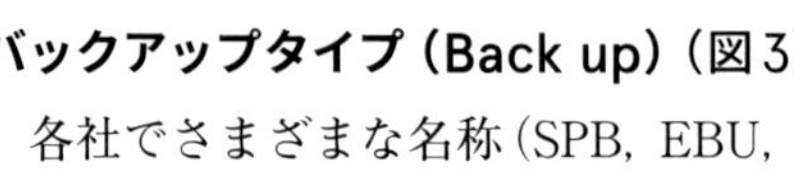

図3 ● バックアップタイプ（テルモ株式会社）

す．左冠動脈でバックアップが欲しいときに使用します．

アンプラッツタイプ（Amplatz）（図4）

　このタイプの先端は直線ですが，その手前から大動脈弁に沿うようなカーブ
をしており，そこでバックアップを得ます．右冠動脈や左回旋枝でバックアッ
プが欲しいときに使用しますが（AL），操作方法が難しいため，先端のチップ
が短いタイプ（SAL）もよく使用されます．ALタイプは大動脈弁でバックアッ
プを得るため，カテーテルによる大動脈弁閉鎖不全（AR）を生じる可能性があ
ります．カテーテル先端圧の波形
の拡張気圧の低下がみられたとき
には注意が必要です．

略語
AR
大動脈弁閉鎖不全：
aortic regurgitation

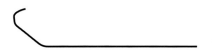

図4 ● アンプラッツタイプ（テルモ株式会社）

イカリタイプ（Ikari）（図5）

　右橈骨動脈アプローチでのPCIにおいて，ジャドキンスタイプと同じくらい
エンゲージが容易で，かつ，よりバックアップが得られるように開発されたカ
テーテルです．右冠動脈用（IR）もありますが，左冠動脈用（IL）でも右冠動脈に
エンゲージが可能なのが特徴です．急性冠症候群でのPrimary PCI時には造影
用カテーテルなしで，左右冠動脈を造
影しそのままPCIができるため，Door
to balloon time[*1]の短縮につながること
が期待されています．

用語解説
＊1　Door to balloon
time
入院から再灌流までの
時間のこと．

図5 ● イカリタイプ（テルモ株式会社）

PCI用ガイドワイヤー（図6）

　PCI用ガイドワイヤーは0.014インチ（0.36mm程度）の太さが一般的です．
ガイドワイヤーに求められる能力としては，主に

①病変を通過させやすいこと（操作性，通過性，トルク伝達性など）
②デバイスを通過させやすいこと（サポート性）

の2つです．さらに慢性完全閉塞病変（CTO）では閉塞した病変を通過させるた
め貫通力が求められます．CTOのためのワイヤーは先端荷重が大きいものや先

略語
CTO
慢性完全閉塞病変：
chronic total occlu-
sion

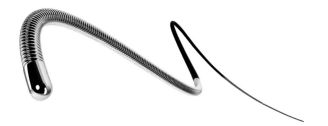

図6 ● PCI用ガイドワイヤー（朝日インテック株式会社）

端がtaperされて（0.009インチほどに研がれて）いるものがあります．これらの
ワイヤーは血管損傷や末梢冠動脈損傷のリスクが高いため，CTO病変以外では
なるべく使用しません．

　また，後述のロータブレーターやオービタルアテレクトミー，方向性アテレ
クトミー（DCA）といったデバイスを用いるときは，それぞれ専用のガイドワ
イヤーを用います．通過性や操作性は悪いので，通常のPCI用ガイドワイヤー
で病変部を通過させたあと，マイクロカテーテルを用いて交換したのちにこれ
らのデバイスを使用します．

略語

DCA
方向性アテレクトミー：
directional coronary
atherectomy

バルーンカテーテル（図7）

　PCI用のガイドワイヤー通過後にそれをレールにしてバルーンカテーテルで
拡張させていきます．

　バルーンの箱にはバルーン径とバルーン長が表示されています（2.5×15mm
など）．また，拡張圧と拡張径が対応されているチャート表があり，そこには
標準拡張圧（nominal pressure；通称ノミナル）と最大拡張圧（rated burst pres-
sure；通称レイティッド）が表示されています．バルーンの素材によりバルーン
のコンプライアンス（膨らみやすさ）が異なります．

セミコンプライアントバルーン

　柔らかい素材のバルーンが使われており，病変への通過性を重視しています．

ノンコンプライアントバルーン

　固い素材でできているため，通過性より拡張力を重視しており，最大拡張圧
も大きいため石灰化病変などの拡張に使われます．

　そのほかに，次のような特殊タイプのバルーンもあります．

スコアリングバルーン

　スコアリング（scoring）とは切れ込みを入れるという意味です．バルーンの
表面にブレード（刃）やワイヤー（金属やプラスチック）がついており，バルーン

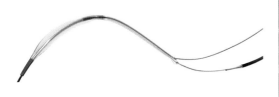
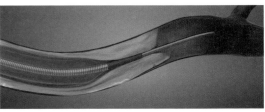

（画像提供：朝日インテック株式会社）

図7 ● バルーンカテーテル

の拡張により血管内腔に切れ込みを入れることで血管の拡張を得ます．石灰化病変や再狭窄病変でよく使用されますが，通過性はあまり良くありません．

パーフュージョンバルーン

構造上，拡張中でも冠動脈血流を途絶することがないため，血栓性病変や冠動脈穿孔時など長時間のバルーン拡張が必要なときに用います．

冠動脈ステント（図8）

ステントという金属製の細いメッシュ状の構造物をバルーンの外側に装填し（デリバリーシステム），狭窄部位でバルーンと一緒に広げることでステントを圧着させます．

バルーンのみでは血管解離が生じたときの冠動脈閉塞（急性冠閉塞）や不十分拡張，高い再狭窄率（30 〜 40％）などの問題がありましたが，ステントにより血管内腔を円柱状に拡張できるため，とくにPCIの初期成功率において効果がありました．

しかし，ステントを留置しても慢性期に平滑筋細胞などからなる新生内膜増殖による再狭窄が15 〜 30％程度生じていました．

そこで，2000年以降に薬剤溶出性ステント（DES）が開発されました．DESとは，ステントの表面にポリマーを塗り，そのなかに免疫抑制薬や抗がん薬といった薬剤をしみ込ませ，数か月かけて薬をリリースさせることで，新生内膜増殖を抑えるものです．これにより，再狭窄は5％以下となりました．

現在のDESは，発売当時（第一世代）と比べ，さらにストラットの厚みが薄く，生体にやさしいポリマーや生体吸収ポリマーの使用などにより，晩期ステント血栓症（VLST）のリスクを低下させるなどの改良を加えたものが開発されています．こういった進化により，3枝病変や左主幹部病変など，以前はPCIを行われなかった病変でもPCIが行われるようになりました．

略語

DES
薬剤溶出性ステント：
drug eluting stent

VLST
晩期ステント血栓症：
very late stent thrombosis

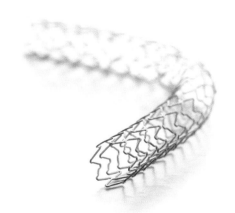

図8 ● 薬剤溶出性ステント（テルモ株式会社）

血管内イメージング（IVUSとOCT）（図9）

血管内超音波（IVUS）

IVUSはバルーンカテーテルと同様のモノレール構造で，先端に小さな超音波プローブがついたカテーテルです．PCI用ガイドワイヤーに乗せて冠動脈に入れていき，プルバックシステムを用いて0.5～9mm/秒のスピードで引いていきます．

IVUSで得られる画像は血管の断面像を見ることができるため，血管の大きさや動脈硬化の分布や性状，分岐との関係など血管造影のみでは判別できないことがわかります．

ステント留置後はステントの拡張，血管との圧着，血管解離の有無などもわかります．

光干渉断層法（OCT）

OCTは近赤外線を用いたIVUSと同様の血管内イメージングですが，非常に高い解像度（空間分解能10～20μm）によりIVUSでは観察し得ない粥腫の性状やステント圧着などを評価することができます．OCTでは，赤血球により乱反射が生じるため造影剤や低分子デキストランなどを注入しながら行う必要があります．また，画像の深部到達度は低いため，大きな冠動脈では評価しきれないこともあります．プルバックスピードは早いですが，観察できる距離は最大で75mm（IVUSは99mm）のため，IVUSと比べると汎用性は落ちます．

血栓吸引療法と末梢保護デバイス

急性冠症候群や静脈バイパスは病変部位に血栓が関与しています．このような病変に対してバルーン拡張やステント留置時に血栓が末梢に飛んで末梢塞栓を起こすことがあります．

① IVUS

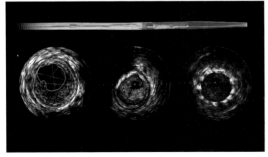

（画像提供：株式会社フィリップス・ジャパン）

② OCT

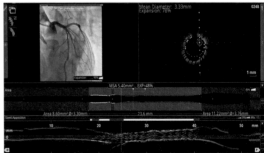

（画像提供：アボットジャパン合同会社）

図9 ● 血管内イメージング

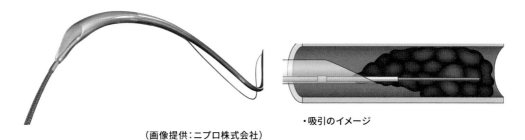

（画像提供：ニプロ株式会社）

・吸引のイメージ

図10 ● 血管吸引療法

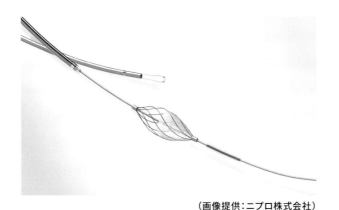

（画像提供：ニプロ株式会社）

図11 ● 末梢保護デバイス（フィルトラップ）

　このような事象を予防するために血栓吸引カテーテル（**図10**）を病変前後に
ゆっくり動かします．印象としては掃除機でゆっくり吸う感覚です．

　さらに血栓が残存していたり，柔らかい動脈硬化がかなり残っており末梢
塞栓のリスクが高いと判断したときには，代表的なフィルター付きガイドワイ
ヤー型の末梢保護デバイス（**図11**）を病変部遠位部に置き，その状態でPOBAや
ステント留置を行います．最後にフィルターを収納してデバイスを抜去します．

高速回転冠動脈アテレクトミー（図12）

ロータブレーター

　ロータブレーターは人工ダイヤモンド粒子を埋め込んだバー（burr）を，ワイ
ヤーを軸に高速回転（160,000 ～ 200,000回転/分）させることで，冠動脈内の石
灰化プラークを削り取るデバイスです．

　右冠動脈へのロータブレーターでは徐脈が必発であるため，一時ペーシング
やアトロピン投与をあらかじめ行います．

　手技としては，術者は回転数の低下（5,000回転/分以下）と切削時間（15秒以
内）を気にしながらバーを前後させるため，アンギオに集中しています．また，
血圧を維持（当院では120mmHg以上）させるためにノルアドレナリンの投与を
行っており，場合によりIABPの挿入も行います．

略語

IABP
大動脈内バルーンパン
ピング：intra-aortic
balloon pumping

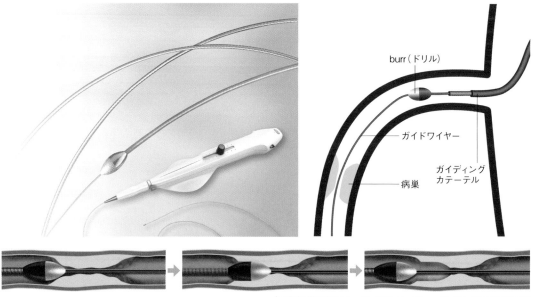

（画像提供：ボストン・サイエンティフィック ジャパン株式会社）

図12 ● ロータブレーター（RotaPRO）

そのため，この手技はカテーテル室のチームワークを必要とします．

Point

● **看護師**：患者に対して胸痛への事前説明とそのケア，医師の指示に従い薬剤投与（疼痛時の鎮痛薬投与，血圧低下時の昇圧薬投与，アトロピン投与，シグマートやニトロプルシドの準備）
● **コンソールの担当**：回転数と回転数の低下の伝達，切削時間の伝達（1回あたり15秒以内，総切削時間は5分を超えない）
● **ポリグラフの担当**：血圧，ST上昇の程度，脈拍の伝達

オービタルアテレクトミーシステム（OAC）

略語

OAC
オービタルアテレクトミーシステム：orbital atherectomy system

OACとは，ロータブレーターと同様に人工ダイヤモンド粒子を埋め込んだ偏心性のクラウンが高速軸回転することで生じる遠心力を利用し胴体部分で削っていくデバイスです．2種類の回転数（80,000回転/分と120,000回転/分）とクラウンを前後させるスピードによって切削能力が変わっていくため，低速回転から切削し血管内イメージングデバイスで評価をしながら行います．

これらのデバイスではST上昇，血圧低下，Slow flow，冠動脈穿孔，デバイスのスタックなどの合併症があるため，あらかじめ対応策を準備しておきます．

方向性アテレクトミー（DCA）

DCAは販売されない時代があったものの2014年より復活したデバイスで，動脈硬化を方向を決めて切削するデバイスです．ロータブレーターやOACが「ドリル」のイメージとすると，DCAは「鉋（かんな）」のイメージです．とくに分岐部病変前後の線維性〜脂質性プラーク（石灰化や血栓は基本的に困

難）を切削することで，分枝への影響を最小限にしながらPCIを行うことができるので質の高いPCIが可能となります．また近年では，DCAのあとにDCB（薬剤コーテッドバルーン）を行うという「ステントレス」PCIも提唱されております．

構造としては，DCAカテーテルとモータードライブユニット（MDU）で構成されているため，コンソールなどの接続はありません．

DCAは比較的太いデバイスであるため，8Frガイディングカテーテルが推奨されており（7Frでも使用は可能だが操作性がよくない），基本的には大腿動脈穿刺となります．

DCA中は，PCI用ガイドワイヤーを長いものに変更します．また，プラークの分布を見たり，切削評価をするために頻回にIVUSを使用します．

切削されたプラークはノーズコーンというカテーテルの先端部分に収納されるため，何回かカテーテルを取り出し，ノーズコーンに溜まったプラーク片を取り出す必要があります．

エキシマレーザー冠動脈形成術（ELCA）（図13）

エキシマレーザーは冠動脈のプラークや血栓を蒸散や変性させることで，それらの減少を行うデバイスで，血栓の多いACS病変やステント再狭窄病変で使用されることが多いです．

カテーテルの太さが何種類かあり（0.9mm，1.4mm，1.7mm），さらにコンソールからの出力とパルスレートにより効果を変えることができます．

ガイディングカテーテルの変更やガイドワイヤーの変更はありません．

略語

DCB
薬剤コーテッドバルーン：drug-coated balloon

MDU
モータードライブユニット：motor drive unit

略語

ELCA
エキシマレーザー冠動脈形成術：Excimer laser coronay angioplasty

ACS
急性冠症候群：acute coronary syndrome

第**3**章　心臓カテーテル治療

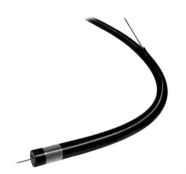
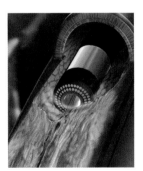

（画像提供：株式会社フィリップス・ジャパン）

図13 ● ELCA冠動脈レーザーアテローム切除カテーテル

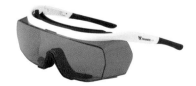

（画像提供：山本光学株式会社）

図14 ● レーザー保護ゴーグル

ELCAのコンソールは非常に大きく，移動も大変です．立ち上げとELCAカテーテル接続時にキャリブレーション（調整）を行います．この際にレーザーの乱反射による失明のおそれがあるため，キャリブレーションの際には専用のゴーグルを着用（**図14**），もしくは患者も含めスタッフ全員（ゴーグルをつけている人以外）目を閉じてもらう必要があります．

補助的なデバイス

マイクロカテーテルと血管貫通用カテーテルなど，PCIを成功させるためにはさまざまな補助的なデバイスがあります．いわゆる保険償還のデバイス名と用途は必ずしも一致していないので，すこし役割を整理しましょう．

マイクロカテーテルと血管貫通用カテーテル

1.8Fr前後の非常に細いカテーテルでPCI用ガイドワイヤーの補助のためのものです．主に複雑な狭窄や閉塞の病変部やCTOの側副血行路にガイドワイヤーを通すことに使われます．これらを使用することで，ガイドワイヤーの操作性やトルク性，サポート性が改善し，CTO病変など途中でガイドワイヤーを交換することが多い手技にも安全に使用できます．

また，ロータブレーター用のガイドワイヤーなど，デバイス専用のワイヤーに交換するときにも用います．このほかにもさまざまな使用法があり，補助デバイスとしてはもっとも使用頻度が高いです．

ガイドエクステンションカテーテル

ガイディングカテーテル内から5〜6Fr相当の先端20〜40cmほどがカテーテル構造になっている補助デバイスです．冠動脈内に挿入することで，カテーテル全体のバックアップサポートが増加します．ステントなどのデバイスを病変部までもっていくときに深く挿入することで，スムーズに手技が行えます．

Dual Lumen Catheter/Multi Function Catheter

3.0Fr程度の血管貫通用カテーテルでモノレールタイプとオーバーザワイヤータイプの2つの構造が入っています．1本目のワイヤーを入れた状態のまま，それをアシストに分枝やCTO，ステントのストラットを通していきたいときなどに使用します．

トラッピングカテーテル

前述のような補助デバイスを使いながらデバイスを出し入れすると，PCI用ガイドワイヤーが抜けたりすることがあります．また，小さな枝にガイドワイヤーが入りすぎても血管穿孔の原因となります．こういったことが起こらない

ように，ガイディングカテーテル内でバルーンを拡張させて，ガイドワイヤーを押さえた状態でデバイスを抜くための補助デバイスです．

慢性完全閉塞病変（CTO）に対するPCI

CTOはプラークで慢性的に完全閉塞した状態の病変のことです（**図15**）．

PCI用ガイドワイヤーを通すにあたりCTOに関しては「完全に閉塞」しているため，他の病変に比べて手技の難易度がはるかに高くなります．そのため，以下のことに留意する必要があります．

- 対側造影を行うことが多いため，シース，ガイディングカテーテル（1本のみ造影用カテーテルのこともあり），Y-コネクターなど2本ずつ準備する必要があります．
- バックアップを持たせるため，太いガイディングカテーテルを使用するので穿刺部位は大腿動脈のことが多いです．
- 手技時間が長くなるため，造影剤の使用量も多くなります．
- パラレルワイヤー法やレトログレードワイヤリングをはじめとしたテクニックを駆使するため，デバイスの量が多くなります．
- 熟練した術者でも合併症に遭遇することが多いです．

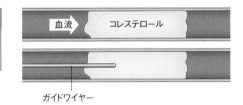

CTO（慢性完全閉塞病変）とは？
石灰化した硬い病変（コレステロール）によって完全に血管が詰まった状態

血流　コレステロール

ガイドワイヤー

図15 ● 慢性完全閉塞病変（CTO）

合併症

PCI中の主な合併症としては不整脈，冠動脈穿孔，ステント脱落などがあります．

術後にとくに注意が必要なものは，急性冠動脈閉塞や亜急性ステント血栓症（SAT）があります．血管内イメージング下でのPCIが一般的となった現在，これらの合併症は2つの抗血小板薬に起因することが多いです（薬の飲み忘れや，ACS時にはまだ薬効不十分など）．術後の患者の症状やバイタルサインに変化があれば心電図をとり医師と相談しましょう．

また，止血デバイスで止血を行っても，穿刺部からの出血はまだまだ多い合併症です．穿刺部血腫の有無や変化などは適宜確認しましょう．

略語

SAT
亜急性ステント血栓症：
subacute thrombosis

複雑なPCIで起こりやすい合併症

CTOの場合

● 冠動脈穿孔

　血管走行が見えないなか，硬いガイドワイヤーを使用することが多いため，冠動脈が血管外に出てしまったり，硬いガイドワイヤーで小さな血管などを傷つけたりすることがあります．レトログレードの手技で非常に小さく曲がった血管内にデバイスを通す際などに生じます．原因と出血部位を把握し，適切な対応をとれば大きな問題となることは少ないです．

● 血栓症

　手技時間が長いため，ガイディングカテーテル内などで血栓を生じることがあります．血栓を冠動脈内に入れてしまうと重篤な状況となる可能性もあります．普段ACT測定を行わないような施設でも，CTOなどの長時間の手技ではACT測定を30分から1時間ごとに行い，ACTを300秒以上に保つようにします．

略語

ACT
活性化凝固時間：activated clotting time

ロータブレーター・OAC・DCAの場合

● 冠動脈破裂

　冠動脈を切削するデバイスは冠動脈破裂のリスクが伴います．出血がblow out型の場合には心タンポナーデとなり，ショック状態となるため心嚢ドレナージが必要となります．出血部位をパーフュージョンバルーンで押さえ（持ち込み困難な病変の場合は通常のバルーン），止血を試みながら，活性化凝固時間（ACT）測定を行います．ACTが延びているときにはプロタミン投与を行いヘパリンの中和を行うこともあります．冠動脈破裂のコントロールがつかない場合には冠動脈用のステントグラフトを留置します．

略語

CABG
冠動脈バイパス術：
coronary artery bypass grafting

DESにより冠動脈バイパス術（CABG）はなくなるか？

　薬剤溶出性ステント（DES）の出現により複雑な病変でもPCIが行われるようになりました．一方，海外のデータでは病変がより複雑な患者群では，PCIよりもCABGのほうが長期予後はよかったというデータがあります．冠動脈病変の複雑性としてはSyntaxスコアというものがあり，このスコアが高い患者（22以上）ではPCIは行うべきではないと国内のガイドライン上も規定されています．しかし，年齢や併存症などにより，低負担なPCIを選択せざるを得ない患者もたくさんいるのが現実です．

2. カテーテルアブレーション

- カテーテルアブレーションとは，異常な電気信号や電気興奮の原因となっている心筋を熱により焼灼することによって不整脈を根治する治療法です．

- およそすべての不整脈はカテーテルアブレーションを行うことができますが，治療に伴うリスクに効果が見合わないもの，治療による治癒・改善が見込めない不整脈に対しては適応となりません．

- 手技中は，鎮静や麻酔の影響，ペーシング・不整脈の誘発によるリズムの変動，合併症の発生によりバイタルサインが急激に変動する可能性があり，患者の観察とモニタリングに注意を払います．

カテーテルアブレーションとは

概要

　カテーテルアブレーションとは，不整脈の原因である「異常な電気信号の発生源」あるいは「異常な電気興奮を維持する回路」となっている心筋を熱により焼灼し，異常な信号，興奮を消失させ，不整脈を根治する治療法です（**図1**）．

　近年，手術時間の短縮や術者の負担軽減のため，液化亜酸化窒素ガスによる冷凍焼灼法（冷凍アブレーション）が選択される場合もあります．

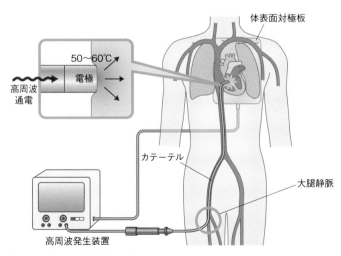

図1 ● カテーテルアブレーション

（落合慈之監：循環器疾患ビジュアルブック，第2版．p.182，学研メディカル秀潤社，2017より引用）

Check out
the video below!

冷凍バルーン
アブレーションの流れ
（動画提供：日本メドトロニック株式会社）

適応

　およそすべての不整脈はカテーテルアブレーションの適応となり得ますが，①治療に伴うリスクに効果が見合わないもの，②治療による治癒・改善が見込めないもの，は適応となりません．不整脈ごとの適応の詳細については，日本循環器学会が発行する『不整脈非薬物療法ガイドライン』を参照してください．

手技手順

入室〜準備

①本人確認後，カテ台に移動します．
②鎮痛薬（麻薬，非麻薬）を投与し，必要に応じて全身麻酔や静脈麻酔薬による鎮静を行います．
③モニター類の装着と，必要に応じて四肢の抑制を行います．
④カテーテル挿入部位を消毒しドレーピングした後に，局所麻酔下にカテーテル挿入のための動脈あるいは静脈シースを留置します．シース留置後はヘパリンによる抗凝固療法を開始します．
⑤シースを介して，透視下の心腔内に診断用電極カテーテルを留置します．

電気生理学的検査（EPS）

略語

EPS
電気生理学的検査：
electrophysiological
study

　診断のための検査を行います．心腔内のカテーテルから心内心電図の記録を行います．心房および心室からのプログラム刺激（高頻度刺激や期外刺激）による心内伝導特性の評価，不整脈の誘発などを行い，不整脈の診断を確定します．

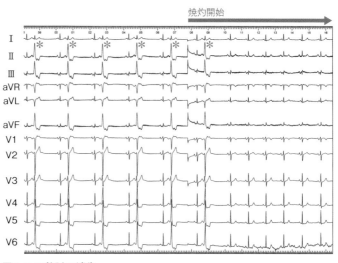

図2 ● 不整脈の消失

カテーテルアブレーション

　不整脈の発生起源，あるいは不整脈の発生や維持に必須の伝導路となる心筋を特定します（マッピング）．アブレーションカテーテルを用いて，先端のチップを介した高周波エネルギーで心筋を加熱，焼灼し，心筋を壊死させます．治療後は再度，電気生理学的検査を行い，不整脈の誘発性の消失を確認します（**図2**）．

　不整脈の消失が確認されたら，カテーテル，シースを抜去，止血処置し終了します．

カテーテルアブレーションのケア

準備器具・物品

①モニター類：心電図（12誘導），電気生理学的検査用ポリグラフ，
　　　　　　　血圧計（NIBP），SpO₂，EtCO₂　など
②カテーテル器械（**図3**）：シース，カテーテル（高周波カテーテル，バルーンカ
　　　　　　　テーテルなど）
③薬剤：鎮痛薬，麻酔薬（局所，全身），昇圧薬，降圧薬，β刺激薬，
　　　　抗不整脈薬
④緊急用物品：救急カート，体外式除細動器，心嚢穿刺キット
　　　　　　　（全身麻酔の場合は）麻酔器　など

略語

NIBP
非侵襲性（非観血的）血圧：non-invasive blood pressure

SpO₂
経皮的動脈血酸素飽和度：percutaneous arterial oxygen saturation

EtCO₂
呼気終末二酸化炭素分圧：end-tidal carbon dioxide

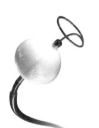

Freezor™ MAX
冷凍アブレーションカテーテル

Arctic Front Advance™
冷凍アブレーションカテーテル

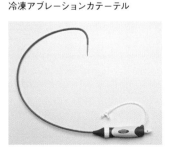

FlexCathAdvance™
ステアラブルシース

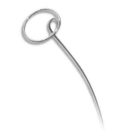

Achieve™
マッピングカテーテル
（**画像提供：日本メドトロニック株式会社**）

図3 ● カテーテル

第3章　心臓カテーテル治療

治療前のケア

略語

BG
ビグアナイド：bigua-
nide

①情報収集：既往歴，内服薬（抗血栓薬，造影剤使用の可能性がある場合には
　　　　　　BG薬，など）
②患者確認，同意書の確認
③術前処置（絶食）
④穿刺部位（鼠径部，鎖骨下，頸部）の確認

治療中のケア

　手技中は，①鎮静や麻酔の影響，②ペーシング，不整脈の誘発によるリズム
の変動，③合併症の発生，などにより，めまぐるしく急激にバイタルサインが
変動する可能性があり，常に患者の様子を確認しつつ，モニターによるバイタ
ルサインのチェックに注意を払います．

Point
- 術者はしばしば術野に集中するあまり，患者の状態が十分に把握できない場合がある．
- 患者がドレープで隠れているため直接様子が確認できない分，患者の訴えやモニターに注意し，状態の把握に努める．

治療後のケア

①手術の終了を説明します．
②意識状態（とくに鎮静を行っている場合），バイタルサイン（血圧，心拍数，
　SpO_2）の確認をします．
③モニター類を外します．
④創部のケア（テープ保護，ガーゼ保護，など）を行います．
⑤イソジン消毒液は接触性皮膚炎の原因となるため十分に拭き取っておきま
　す．
⑥ストレッチャーに移動します．
⑦病棟担当者に申し送ります．

Point
- バイタルサインに注意し，合併症の早期発見に努める．
- 鎮静・全身麻酔後の場合は意識状態，呼吸状態に注意する．
- 穿刺部の状態，再出血の有無に注意する．

引用・参考文献

1. 落合慈之監：循環器疾患ビジュアルブック，第2版．学研メディカル秀潤社，2017.

3. ペースメーカー植込み術

- ペースメーカーとは徐脈に対する治療機器で，心拍の電気信号を感知(センシング)し，必要な場合に電気刺激を送ります(ペーシング).

- ペースメーカー植込み術は，脳虚血症状や心不全などの症状がある徐脈性不整脈(洞不全症候群，房室ブロック，徐脈性心房細動)に対して適応となります.

- 術中は，リード操作に伴い徐脈や頻脈などの不整脈が誘発される可能性が高いことに留意し，患者の状態を常に観察するとともに，感染予防の観点から，介助の際には術者・術野の清潔を徹底します.

ペースメーカーとは

概要

ペースメーカーとは徐脈に対する治療機器です．心拍の電気信号を感知（センシング）し，必要な場合に電気刺激を送ります（ペーシング）．電池および回路で形成される本体と，センシングおよびペーシングのための電極リードで構成されます（図1）．

ペースメーカーには電極リードが1本のシングルチャンバと，2本のデュアルチャンバがあります．多くの場合，デュアルチャンバが選択されますが，永続

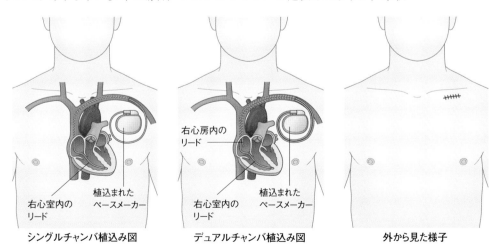

右心房内の
リード

右心室内の
リード

植込まれた
ペースメーカー

右心室内の
リード

植込まれた
ペースメーカー

シングルチャンバ植込み図　　　　デュアルチャンバ植込み図　　　　外から見た様子

図1 ● ペースメーカー

性心房細動で心房ペーシングが不要な場合など，症例によりシングルチャンバが選択されます．

適応

　徐脈性不整脈（洞不全症候群，房室ブロック，徐脈性心房細動）があり，徐脈に伴う症状（脳虚血症状，心不全）がある場合にペースメーカー植込み術の適応となります．

　不整脈ごとの適応の詳細については，日本循環器学会が発行する『不整脈非薬物療法ガイドライン』を参照してください．

ペースメーカー植込み術の手技手順

①鎮痛（麻薬，非麻薬）を投与し，必要に応じて静脈麻酔薬による鎮静を行います．
②植込み部位を消毒しドレーピングした後に，切開部位をマーキングします（図2）．
③徐脈が著しい場合には，大腿静脈経由で右室にペーシングカテーテルを留置して体外式ペーシングを行います（図3）．

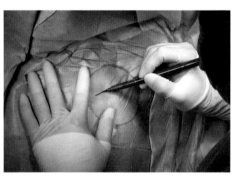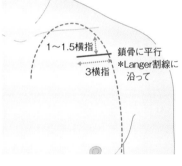

図2 ● ドレーピング後の切開部位のマーキング

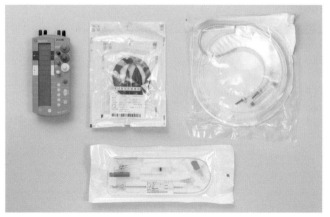

図3 ● 体外式ペースメーカーとシース・カテーテル

④メスで皮膚切開した後に，皮下は電気メスで止血処置を行いながら切開し，筋層直上にペースメーカー本体を収めるスペース（ポケット）を作成します（図4）.

⑤鎖骨下静脈穿刺（パンクチャー）あるいは橈側皮静脈切開（カットダウン）により静脈内にリードを挿入し，右心室および右心房にリード先端を留置します（図5）.

> **Point**
> ● リード留置の至適部位は，先端が安定し，センシングおよびペーシング閾値が良好な部位である.
> ● リードの固定方法には，①先端のヒゲ状の突起を心腔内の凹凸に引っかけるもの（タインドリード）と，②先端のらせん状の針を心筋に埋没させて固定するもの（スクリューインリード），の2種類がある（図6）.
> ● 留置されたリードは，ポケット内で大胸筋に絹糸を用いて固定される.

⑥ポケット内を止血処置した後に温生食で洗浄し，ペースメーカー本体と電極リードを接続し，すべてをポケット内に収めます.

⑦創を縫合して閉じ，植込み手技を終了します.

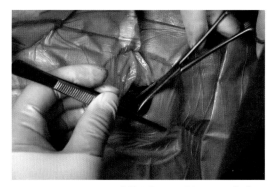

図4 ● ペースメーカー本体を収めるポケットの作成

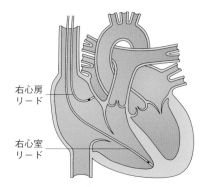

右心房リード

右心室リード

図5 ● リードの留置

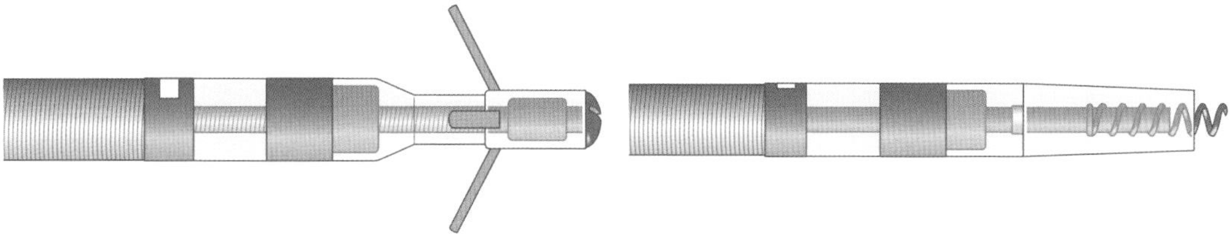

A．タインドリード（Passive fixation）

B．スクリューインリード（Active fixation）

図6 ● リードの固定法（タインドリードとスクリューインリード）

ペースメーカー植込み術のケア

準備機器・物品

略語

NIBP
非侵襲性(非観血的)血
圧：non-invasive blood
pressure

SpO₂
経皮的動脈血酸素飽和
度：percutaneous ar-
terial oxygen satura-
tion

EtCO₂
呼気終末二酸化炭素分
圧：end-tidal carbon
dioxide

- モニター類：心電図（12誘導），血圧計（NIBP），SpO_2，$EtCO_2$
- 手術器械（図7）：鉗子，剪刀，鑷子，鈎，ピンカッター，縫合糸，スカルペル　など

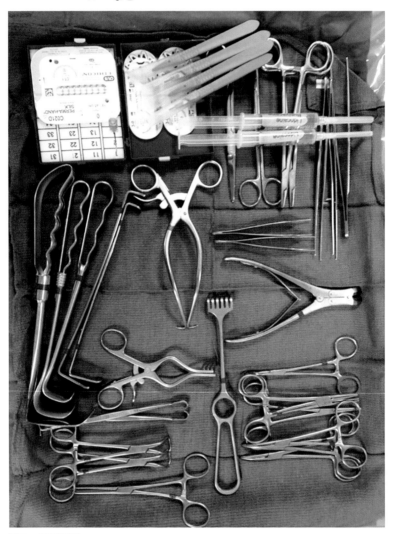

図7 ● 手術器械
(Ellenbogen KA, et al: Clinical Cardiac Pacing, Defibrillation and Resynchronization
Therapy(5th Edition) . ELSEVIER, p.631-691, 2017より引用)

周術期のケア

　一般的な手術処置に対するケアに加えて，とくに注意する点として，「不整脈に関連するケア」と「感染予防」があげられます．

治療前のケア

①脳虚血症状(失神，前失神)による転倒，受傷の可能性があるため，移動時には付き添いや，車椅子を用いて予防に努めます.

②植込み部位(左右前胸部)の清潔処置，皮膚の保護(電極パッチを貼らない，など)を行います.

③ヘパリンロックなど不要な静脈ラインは排除しておきます.

④情報収集を行います.

  ・既往歴，内服薬(抗血栓薬，造影剤使用の可能性がある場合にはBG薬，など)

⑤患者確認，同意書の確認を行います.

⑥術前処置(絶食)を行います.

⑦手術開始時に抗生物質の投与が完了しているかを確認します.

Point
● 術中は，リード操作に伴って徐脈あるいは頻脈性不整脈が誘発される可能性が高い.
● 介助の際には術者・術野の清潔を徹底する.
● 術者はしばしば術野に集中するあまり，患者の状態が十分に把握できない場合がある.
● 患者がドレープで隠れているため直接様子が確認できない分，患者の訴えに注意し，ときには声かけを行って，状態の把握につとめる.高齢者ではしばしばせん妄の出現があり，その言動の変化に注意する.

略語

BG
ビグアナイド：biguanide

治療後のケア

治療後のケアにつきましてはp.104をご参照下さい.

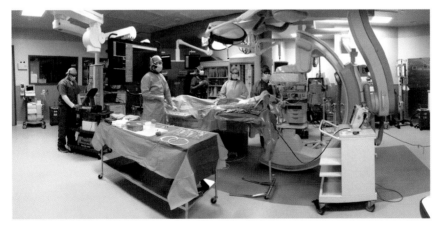

● **手術の様子**
(Ellenbogen KA, et al: Clinical Cardiac Pacing, Defibrillation and Resynchronization Therapy(5th Edition). ELSEVIER, p.631-691, 2017より引用)

引用・参考文献

1. 落合慈之監：循環器疾患ビジュアルブック，第2版.学研メディカル秀潤社，2017.
2. Ellenbogen KA, et al: Clinical Cardiac Pacing, Defibrillation and Resynchronization Therapy (5th Edition). ELSEVIER, p.631-691, 2017.

第3章 心臓カテーテル治療

4. 植込み型除細動器(ICD)/
心臓再同期療法(CRT)

Check

- 植込み型除細動器(ICD)は，致死性不整脈の発生および頻拍の周期や規則性を常に監視し，必要に応じて電気的除細動や抗頻拍ペーシング治療を行うことができるデバイスです．

- 心臓再同期療法(CRT)は，左脚ブロックによる心収縮同期不全で重症化した心不全例に対して，ペーシング刺激を用いて同期不全を解消する治療法で，両心室ペーシングともよばれます．

- CRTのデバイスには，ICDとCRTの両機能を兼ね備えたCRT-D(両心室ペーシング機能付き植込み型除細動器)とペーシング機能のみのCRT-P(両心室ペースメーカー)があります．

- ICDやCRTの適応症例は，基本的に心機能低下状態にあるため，術中のバイタルサインの変化には十分な注意が必要です．

概要

植込み型除細動器(ICD)

　心室頻拍や心室細動は突然死につながる致死的不整脈であり，迅速かつ確実に停止する必要があります．植込み型除細動器(ICD)は，致死性不整脈の発生および頻拍の周期や規則性を常に監視し，必要に応じて電気的除細動や抗頻拍ペーシング治療を行うことができるデバイスです．

心臓再同期療法(CRT)

　一方，心不全の患者には，左脚ブロックにより心収縮同期不全(左室の収縮のタイミングのズレ)が原因で重症化しているケースがあり，薬剤による治療が困難となります．心臓再同期療法(CRT)はペーシング刺激を用いて，このズレを解消する治療法で，両心室ペーシングともよばれます．

　収縮のタイミングの遅れている左室側壁を走行する冠状静脈洞を経由して左室リードを挿入し，右室リードとタイミングを合わせて電気刺激することにより，難治性心不全を治療するデバイスです．

　両心室ペーシング機能付き植込み型除細動器は，前述の①重症心室性不整脈

略語

ICD
植込み型除細動器：
implantable cardio-
verter defibrillator

CRT
心臓再同期療法：car-
diac resynchroniza-
tion therapy

に対するICDの機能，②心不全に対するCRTの機能を兼ね備えており，CRT-D（D：Defibrillator〔除細動器〕）とよばれます（**図1**）.

略語

CRT-D
両心室ペーシング機能付き植込み型除細動器：cardiac resynchronization therapy defibrillator

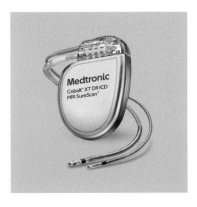
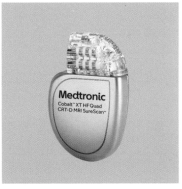

（画像提供：日本メドトロニック株式会社）

図1 ● 両心室ペーシング機能付き植込み型除細動器（CRT-D）

治療の目的

植込み型除細動器（ICD）

　致死性不整脈の発生を常に監視し，心室細動や心室頻拍を発見した場合，ただちに電気ショックもしくは抗頻拍ペーシング治療を行い，正常のリズムに戻します．その性質上，重症心室性不整脈が起こらないように予防する機械ではありませんので，二次予防の患者では薬剤による予防も並行して行われることが一般的です．

心室細動が生じた場合
　患者に心室細動が生じると意識を失います．植込み型除細動器はただちに心室細動を感知し，自動的に直流除細動（電気ショック）で治療します（**図2**）．患者により設定は異なりますが，一般的に約30秒以内に治療を完了します．

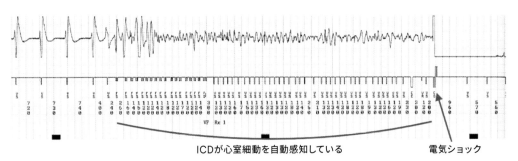

ICDが心室細動を自動感知している　　電気ショック

図2 ● ICDによる心室細動の自動感知と電気ショック治療

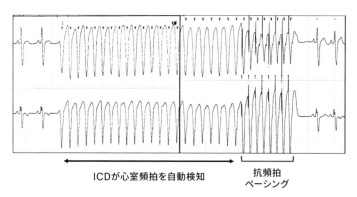

ICDが心室頻拍を自動検知
抗頻拍
ペーシング

図3 ● ICDによる心室頻拍の感知とペーシング

心室頻拍が生じた場合

心室頻拍が生じたときには，その心室頻拍の重症度によって，植込み型除細動器が治療方針を自動的に選択します．たとえば，意識がなくなるような速い心室頻拍の場合には，心室細動と同じように電気ショックでただちに治療をし，症状はあるものの意識は保たれているような場合は，バースト・ペーシングという抗頻拍ペーシングで心室頻拍を停止させます（**図3**）．この方法は患者さんには苦痛が感じられず，ただ頻拍発作が治ったと感じるのみです．

心臓再同期療法（CRT）

略語
LBBB
左脚ブロック：left bundle branch block

左心室側に伝導を伝える「左脚」の伝導が切れ，「左脚ブロック（LBBB）」という状態になると，左室内は刺激伝導スピードの速い「脚」ではなく，心室の筋肉をゆっくり伝わって左心室の内側から外側へ順次収縮していくようになります．したがって，左心室の内側が収縮しても，外側の部分はまだ収縮を始めず，外側の部分が収縮する頃には最初に収縮した内側の部分は拡張を始めます（**図4**）．

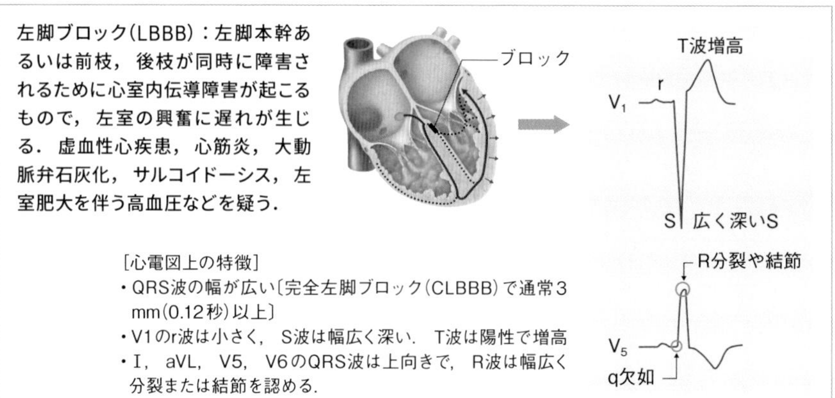

左脚ブロック（LBBB）：左脚本幹あるいは前枝，後枝が同時に障害されるために心室内伝導障害が起こるもので，左室の興奮に遅れが生じる．虚血性心疾患，心筋炎，大動脈弁石灰化，サルコイドーシス，左室肥大を伴う高血圧などを疑う．
ブロック
T波増高
r
V1
S 広く深いS
［心電図上の特徴］
・QRS波の幅が広い〔完全左脚ブロック（CLBBB）で通常3mm（0.12秒）以上〕
・V1のr波は小さく，S波は幅広く深い．T波は陽性で増高
・I，aVL，V5，V6のQRS波は上向きで，R波は幅広く分裂または結節を認める．
R分裂や結節
V5
q欠如

図4 ● 左脚ブロック（LBBB）

（落合慈之監：循環器疾患ビジュアルブック，第2版．p.44，学研メディカル秀潤社，2017より引用）

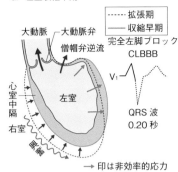

a. 左室収縮早期

●収縮早期には右室と中隔のみが収縮し、左室自由壁は収縮しないので収縮の力が自由壁に吸収される.

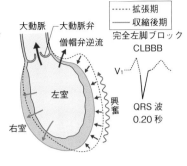

b. 左室収縮後期

●左心室内の伝導が著しく遅いので、自由壁の収縮が始まったときは心室中隔の収縮は終了しており、収縮の力が中隔に吸収される.

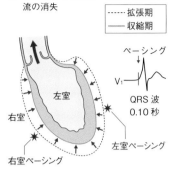

c. CRTによる収縮能の改善と僧帽弁逆流の消失

●右室と左室を同時にペーシングすると、左室自由壁の収縮の遅れがなくなり非効率的収縮が消失する.

図5 ● 心臓再同期療法（CRT）

（落合慈之監：循環器疾患ビジュアルブック，第2版．p.184，学研メディカル秀潤社，2017より引用）

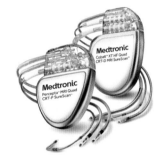

（画像提供：日本メドトロニック株式会社）

図6 ● CRT-PとCRT-D

Check out
the video below!

CRTデバイスによる
心不全治療
（動画提供：日本メドト
ロニック株式会社）

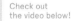

その結果，左心室のなかの血液をうまく絞り出せなくなります.

また，僧帽弁を閉めるための筋肉の収縮にもズレは生じるため，僧帽弁逆流が増加します．この「ズレ」を同期不全（dyssynchrony）とよび，心臓のポンプ効率の低下と僧帽弁逆流の増加によって重症化した心不全の患者を治療するのが，心臓再同期療法（CRT）です.

通常で挿入される右室のペーシングリードに加えて，心臓表面を走り右心房につながる冠静脈洞を通して左室リードを挿入します（**図5**）.

ペーシング機能のみのCRT-PとICD機能が加わったCRT-Dがあります（**図6**）.

略語

CRT-P
両心室ペースメーカー：
cardiac resynchroni-
zation therapy pace-
maker

治療の手順

植込み型除細動器（ICD）

基本的にはペースメーカーの植込み手技と同じですが，右室リードは電気

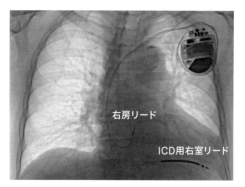

図7 ● ICD植込み例

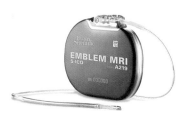

（画像提供：ボストン・サイエンティフィック
ジャパン株式会社）

図8 ● 皮下植込み型除細動器（S-ICD）

除細動パッチ

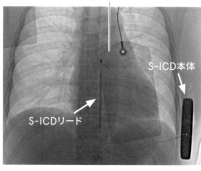

S-ICDリード

S-ICD本体

S-ICDリード

S-ICD本体

図9 ● S-ICD植込み例

ショックを行うことができる，より太いショックリードを使用し，ジェネレーターはICD専用のやや大きいものになります（**図7**）．場合によって，ポケット形成部分にドレーンを留置して終了するケースもあります．

　術中にも致死性不整脈が起こる可能性があるため，消毒前に除細動パッチを貼り，いつでも対応できるように注意が必要です．

　最近は，除細動閾値テストを行うことは少なくなってきていますが，行う場合はチオペンタールやプロポフォールによる鎮静後，ICDから心室細動を誘発し，ICDが正常に感知・除細動できることを確認します．ICDによる除細動が不成功の場合に対応できるように，体外除細動にも対応できるよう準備します．

Point

● これまで一般的に植込みされてきたICDが静脈経由で電極リードを留置していたのに対して，近年，胸部の皮下に留置された1本のリードを使って，電気ショックによる救命治療を行う「皮下植込み型除細動器（S-ICD）」システムも登場している（**図8**，**9**）．ペーシングの機能を有しないため，前述の抗頻拍ペーシングを行えないという難点がある一方で，本体やリードが心臓や血管に触れないため，植込みによる合併症の頻度が経静脈システムに比べて少ないという利点がある．

略語

S-ICD
皮下植込み型除細動器：subcutaneous implantable cardioverter defibrillator

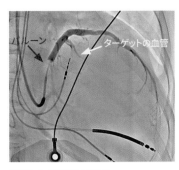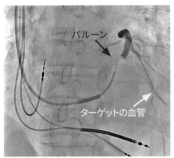

図10 ● 静脈洞の造影

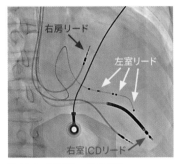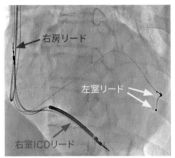

図11 ● 左室リードの挿入

心臓再同期療法（CRT）

　通常のペースメーカー植込みの手技に，左室リード留置が追加されます．
①冠状静脈洞にガイディングカテーテルを挿入し，バルーン付き造影カテーテルにて閉塞し，静脈洞の造影を行います（**図10**）．
②後側壁枝もしくは側壁枝を狙って，0.014インチのガイドワイヤーを進め，それに追従させて，オーバーザワイヤータイプの左室リードを挿入します（**図11**）．
③左室リードの感度と閾値を測定し，問題ないことを確認します．ペーシングに伴い横隔膜刺激が生じることがあります．作動に支障がないことを最終確認し，ワイヤーとガイディングカテーテルを抜去します．

看護のポイント

　手術手技での注意点はペースメーカーに準じますが，左室リードの挿入は他のリード挿入と比べて総じて難易度が高くなります．出血量が増加するケースや，術野が不潔になりやすいこともあるので，術野や患者の状態を冷静に把握し，適切に術者に情報を提供しましょう．
　CRTの適応患者は左脚ブロックの場合が多く，右室リード挿入時に右脚を損

第3章　心臓カテーテル治療

115

傷し，ブロックを合併すると完全房室ブロックとなるため，注意が必要となります．

ICDやCRTの適応症例は基本的に低心機能であり，術中のバイタルサインの変化には十分な注意が必要です．

合併症

ICD/CRT植込み術には，少ないながら，出血・血腫・気胸・穿孔・心タンポナーデ・感染・血栓・不整脈などの危険性や合併症があります．また，血管造影を行う場合には造影剤によるアレルギー反応の発生に注意が必要です．

その他，術後に姿勢の変化に伴いリードの位置がずれて，ペースメーカーがうまく作動しなくなることもあります．また，左室リードからの刺激が横隔膜を動かす横隔神経を刺激して，吃逆（しゃっくり）様の症状を生じることがあり，ケースによっては左室リードの植え換えが必要となります．

手術後のケア

術後は定期的に創部の状態を確認して，またベッドサイドでICD/CRTのチェックや設定調整を行います．問題がなければ退院となります．

入浴などに関しては，創部を見て主治医が判断します．植込み部を強くこすることは避けてもらいつつ，皮膚を清潔に保つように説明を行います．植込み部が赤く腫れたり，熱をもったり，痛みがひどくなったりした場合には感染のチェックが必要になるので，必ず外来を受診するように指導します．

退院後は，通常の外来受診で創部のチェック，その後は6か月くらいごとにペースメーカー・クリニック（ペースメーカー外来）を受診していただきます．作動状況によって異なりますが，ペースメーカーの電池は平均5〜7年程度で交換が必要となります．

引用・参考文献

1. 落合慈之監：循環器疾患ビジュアルブック，第2版．学研メディカル秀潤社，2017．

第 **4** 章

カテーテル検査・治療前後に行う検査

Contents

1. 運動負荷心電図

● 運動負荷心電図は，安静時の心電図では判定できない心疾患の病態を，運動負荷による心電図変化によって明らかにする検査法です．

● 検査のもっともよい適応は冠動脈疾患の可能性が中等度の安定労作性狭心症で，運動負荷の方法には簡便なマスター二階段負荷法と，より正確なトレッドミル法，エルゴメーター法があります．

● 運動負荷を行う前には，運動が可能であり，虚血診断が可能な安静時の心電図であることを確認します．

運動負荷心電図とは

運動負荷心電図は，安静時の心電図では判定できない心疾患の病態を，運動負荷による心電図変化によって明らかにする検査法です．

適応と禁忌

適応

もっともよい適応は，冠動脈疾患の可能性が中等度の安定労作性狭心症です．運動負荷を行う前には，運動が可能であり，虚血診断が可能な安静時心電図であることを確認します．

禁忌

運動負荷の禁忌を表1に示します．基本的には，運動負荷を行うことによって重大な危険性が予測される場合は禁忌となります．

運動負荷の方法

運動負荷の方法には，簡便なマスター二階段負荷（ダブルマスター）法と，より正確なトレッドミル法，エルゴメーター法があります（図1）．

Clinical Nursing Skills ｜ Cardiac Catheterization Nursing

表1 ● 運動負荷の禁忌

絶対禁忌

①急性心筋梗塞発症早期，高リスクの不安定狭心症
②コントロール不良の不整脈
③症候性高度大動脈弁狭窄
④急性あるいは重症心不全
⑤急性肺塞栓または肺梗塞
⑥急性心筋炎または心膜炎
⑦解離性大動脈瘤などの重篤な血管病変

相対禁忌

①左冠動脈主幹部の狭窄
②中等度の狭窄性弁膜症
③高度の電解質異常
④重症高血圧
⑤頻脈性不整脈または徐脈性不整脈
⑥閉塞性肥大型心筋症などの流出路狭窄
⑦運動負荷が十分行えない精神的・身体的障害
⑧高度房室ブロック

(日本循環器学会：慢性冠動脈疾患診断ガイドライン(2018年改訂版)．p.13，2019．https://www.j-circ.or.jp/cms/wp-content/uploads/2020/02/JCS2018_yamagishi_tamaki.pdf(2022年2月閲覧)より引用)

マスター二段階負荷法	トレッドミル法	エルゴメーター法
階段を一定時間昇降する．	傾斜や速度の変わるベルトの上を歩行する．	ペダルに一定の負荷(変化する)を与えた自転車をこぐ．
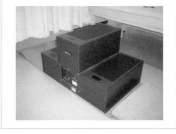	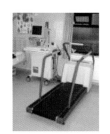	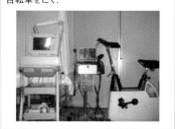

図1 ● 運動負荷の方法

(落合慈之監：循環器疾患ビジュアルブック，第2版．p.145，学研メディカル秀潤社，2017より引用)

マスター二階段負荷（ダブルマスター）法

　マスター二階段負荷法は，設備が安価で手技が比較的簡便であることから広く行われています．規定のサイズの階段（高さ23cm）を5歩で昇降するのを1回として，年齢・性・体重で決められた回数を1分30秒で行うのがシングルマスター負荷です．同じ運動強度を3分間続けるのがダブルマスター負荷，4分30秒行うのがトリプルマスター負荷です．通常はダブルマスター負荷で判定を行いますが，このときの運動強度は6.5METsで，対象によっては過負荷あるいは過小負荷になります．シングル，ダブル，トリプルのどの運動強度を選択するかについては，検査者の経験・知識と明確な目的意識が要求されます．

略語

METs
代謝当量：metabolic equivalents

表2 ● 運動中止基準

自覚症状
被検者の中止要請 ST下降を伴う軽度の胸痛 ST下降を伴わない中等度の胸痛 呼吸困難，下肢疲労，全身疲労［旧Borg指数17（かなりきつい）相当］
他覚所見
ふらつき ろうばい 運動失調 蒼白 チアノーゼ 嘔気 欠伸その他の末梢循環不全症状
ST変化
ST下降（水平型，下降型で0.1mV以上） ST上昇（0.1mV以上）
不整脈
心室頻拍 R on T現象 連続する心室期外収縮2段脈，3段脈 30％以上の心室期外収縮 持続する上室頻拍や心房細動の出現 2度，3度の房室ブロック 脚ブロックの出現
血圧反応
過度の血圧上昇（収縮期250mmHg以上，拡張期120mmHg以上） 血圧の低下（運動中10mmHg以上の低下，あるいは上昇しない場合）
心拍反応
予測最大心拍数の85〜90％ 異常な徐脈
その他
心電図モニターや血圧モニターが正常に作動しない

（日本循環器学会：慢性冠動脈疾患診断ガイドライン（2018年改訂版）．p.14，2019．https://www.j-circ.or.jp/cms/wp-content/uploads/2020/02/JCS2018_yamagishi_tamaki.pdf（2022年2月閲覧）より引用）

トレッドミル法

　トレッドミル法は，ベルトコンベアーの歩行速度と傾斜角度を調節して，多段階に運動負荷を行う方法です．負荷の上限は症候性限界であり，狭心症，下肢疲労などの自覚症状や運動中止基準（**表2**）を満たす徴候が出現したら試験を終了します．

エルゴメーター法

　エルゴメーター法は，自転車こぎ運動を負荷とする試験方法で，負荷を無段階的に増加させることが可能な点がトレッドミル法との大きな違いです．

判定基準と診断精度

判定基準

　主に用いられている運動負荷心電図の虚血判定基準を**表3**に示します．重症冠動脈病変を示唆する所見として，0.2mV以上のST下降，低運動量でのST下降，血圧の上昇不良，低運動耐容能などがあげられます．ST上昇の場合は貫壁性の心筋虚血を意味し，高度狭窄病変が強く疑われますので，緊急入院とすべきです．

診断精度

　運動負荷心電図検査によって冠動脈狭窄を検索する際の感度，特異度はそれぞれおおむね70%，75%程度です[3]．なお偽陽性の原因として，薬物（ジギタリス，キニジン，抗うつ薬），低カリウム血症，女性，体位変化や過呼吸などがあります．

表3 ● 運動負荷心電図の虚血判定基準

確定基準
ST下降 　水平型ないし下降型で0.1mV以上 　（J点から0.06〜0.08秒後で測定する） ST上昇 　0.1mV以上 安静時ST下降がある 　水平型ないし下降型でさらに0.2mV以上のST下降
参考所見
前胸部誘導での陰性U波の出現
偽陽性を示唆する所見
HR-STループが反時計方向回転 運動中の上行型ST下降が運動終了後徐々に水平型・下降型に変わり長く続く場合（late recovery pattern） 左室肥大に合併するST変化 ST変化の回復が早期に認められる

（日本循環器学会：慢性冠動脈疾患診断ガイドライン（2018年改訂版）．p.14，2019．https://www.j-circ.or.jp/cms/wp-content/uploads/2020/02/JCS2018_yamagishi_tamaki.pdf（2022年2月閲覧）より引用）

引用・参考文献

1.　日本循環器学会ほか：慢性冠動脈疾患診断ガイドライン（2018年改訂版）．日本循環器学会，2019．
　　https://www.j-circ.or.jp/old/guideline/pdf/JCS2018_yamagishi_tamaki.pdfより2021年9月15日検索
2.　落合慈之監：循環器疾患ビジュアルブック，第2版．学研メディカル秀潤社，2017．
3.　川久保清：運動負荷心電図 その方法と読み方 改訂第2版．医学書院，2010．

第**4**章 カテーテル検査・治療前後に行う検査

2. 負荷心筋シンチグラフィー

Clinical Nursing Skills ｜ Cardiac Catheterization Nursing

Check

- 負荷心筋シンチグラフィーとは安静時と負荷状態の心臓をそれぞれ撮影し評価を行う検査法です.

- 運動負荷ではトレッドミルやエルゴメーターなどのフィットネスマシンを用いて患者の心筋に負荷をかけます.

- 薬剤負荷は運動の難しい高齢者や左脚ブロックの患者に対して選択され, アデノシンやジピリダモールなどの薬剤を用いて負荷をかけます.

負荷心筋シンチグラフィーとは（図1）

　放射性同位元素の検査薬を用いて, 安静時と心臓に対して負荷をかけた状態の2回に分けて, 心臓に供給される血液を特殊な撮像装置で画像化し, 心筋の機能評価を行う検査法です（表1）.

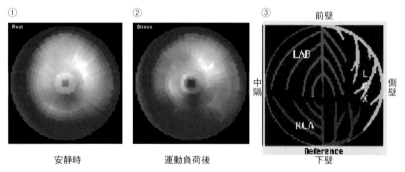

図1 ● 負荷心筋シンチグラフィー
①, ②同心円表示（Bull's eye image）にて右冠動脈領域に虚血を認める.
③はBull's eyeでの冠動脈支配範囲
（LAD：左前下行枝, LCX：左回旋枝, RCA：右冠動脈）
（落合慈之・監：循環器疾患ビジュアルブック, 第2版. p.55, 学研メディカル秀潤社, 2017より引用）

表1 ● 負荷心筋シンチグラフィーのメリット・デメリット

メリット	デメリット
•カテーテル検査に比べて侵襲性が低い •腎機能障害がある方でも検査可能	•放射性被ばくがある •検査時間が長い

負荷の方法

運動負荷

トレッドミルと呼ばれるランニングマシーンや，エルゴメーターというフィットネスバイクで運動を行うことで心臓に負荷をかける方法です．基本的にはこちらが選択されます．

薬剤負荷

アデノシンやジピリダモールなどの薬剤を用いて心臓に運動負荷をかけたような状態にする方法です．運動の難しい高齢者や左脚ブロックの患者に対して選択されます．

負荷心筋シンチグラフィーの禁忌

運動負荷（表2）

急性心筋梗塞の発症早期や不安定狭心症，コントロール不良の不整脈などを持つ患者は絶対禁忌です．

薬剤負荷（表3）

薬剤に対して過敏症をもつ患者の他に，薬剤治療抵抗性不安定狭心症やペースメーカー治療の行われていない2/3度房室ブロックの患者などが禁忌です．

表2 ● 運動負荷の禁忌

絶対禁忌	相対的禁忌
• 急性心筋梗塞の発症早期，不安定狭心症	• 左冠動脈主幹部の狭窄
• コントロール不良の不整脈	• 中等度の狭窄性弁膜症
• 症候性高度大動脈狭窄	• 高度の電解質異常
• 急性あるいは重症心不全	• 高度房室ブロック
• 急性肺塞栓症または肺梗塞	• 重症高血圧
• 急性心筋炎または心膜炎	• 頻脈性または徐脈性不整脈
• 解離性大動脈瘤などの重篤な血管病変	• 閉塞性肥大型心筋症などの流出路狭窄
	• 運動負荷困難例

表3 ● 薬剤負荷の禁忌

- 薬剤治療抵抗性不安定狭心症
- ペースメーカ治療の行われていない2/3度房室ブロック
- 洞不全症候群
- 著明な徐脈
- QT延長症候群
- 高度な低血圧，代償不全状態の心不全
- 本剤への過敏症

負荷心筋シンチグラフィーの撮影（図2）

負荷時の撮影

1 患者に心電図モニターを装着し運動または薬剤による負荷を心筋にかける

2 放射性同位元素（ラジオアイソトープ）を注入する

（!）Point
● 運動負荷の場合：一定の心拍数に達したらラジオアイソトープの注射を行い，さらに1分間運動を続ける．
● 薬剤負荷の場合：薬剤注射中に下肢の屈伸運動をする場合がある．

3 ラジオアイソトープ注入から30〜60分後にSPECT機器を用いて撮影を行う

安静時の撮影

1 負荷時の撮影から3時間ほど時間をあける

2 ラジオアイソトープを注入する

3 ラジオアイソトープ注入から30〜60分後にSPECT機器を用いて撮影を行う

略語

SPECT
単一光子放射断層撮影：single photon emission computed tomography

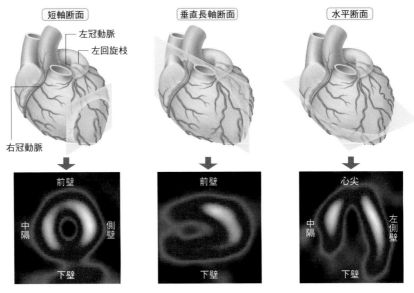

図2 ● 定位診断（虚血性心疾患）の基本3断面
（落合慈之監：循環器疾患ビジュアルブック，第2版．p.55，学研メディカル秀潤社，2017より引用）

引用・参考文献

1. 落合慈之監：循環器疾患ビジュアルブック，第2版．学研メディカル秀潤社，2017.

3. 心エコー図検査

- 心エコー図検査は，心臓のさまざまな情報をリアルタイムに得ることができ，携帯性，非侵襲性，繰り返し検査がしやすいなど，多くの利点がある検査です．

- 体表にプローブを当て，心臓に向けて送信した超音波の反射信号を画像として表す検査で，心臓の大きさや動き，弁や心室壁などの構造物の形状，心臓・血管腔内の血液の流れなどを観察します．

- スクリーニング検査，心不全，虚血性心疾患，弁膜症，心筋症，先天性心疾患など，さまざまな目的に応じて実施します．

はじめに

　心エコー図検査は，心臓のさまざまな情報をリアルタイムに得ることができ，携帯性，非侵襲性，繰り返し検査がしやすいなど，多くの利点がある検査です．循環器疾患の診断，治療において主要なモダリティとして昔から広く使用されてきましたが，最近では構造的心疾患（SHD）に対するインターベンションの広がりにより，心エコー図検査ガイド下で心臓カテーテル治療が行われる場面も増えてきました．

　心エコー図を正しく解釈できるようになると，循環器疾患の診断や治療効果の評価に役立つ重要な情報を手に入れることができるようになります．

略語
SHD
構造的心疾患：structural heart disease

心エコー図検査とは

　体表に探触子（プローブ）を当て，超音波を心臓に向けて送信し，そこからの反射信号を画像として表す検査です．心臓の大きさや動き，弁や心室壁などの構造物の形状，心臓・血管腔内の血液の流れなどを観察します．

　スクリーニング検査，心不全，虚血性心疾患，弁膜症，心筋症，先天性心疾患など，さまざまな目的に応じて検査を進めていきます．

心エコー図の記録方法

　米国心エコー図学会（ASE）のガイドラインに準拠した方法を示します[1]．

略語
ASE
米国心エコー図学会：American Society of Echocardiography

第4章　カテーテル検査・治療前後に行う検査

125

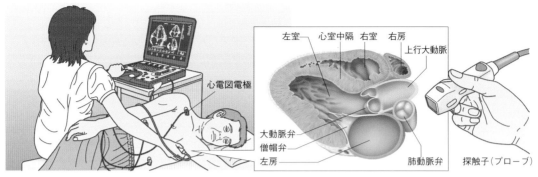

左室　心室中隔　右室　右房
上行大動脈
心電図電極
大動脈弁
僧帽弁
左房
肺動脈弁
探触子（プローブ）

図1 ● 被検者の基本体位（左側臥位）

（落合慈之監：循環器疾患ビジュアルブック，第2版．p.50，学研メディカル秀潤社，2017より引用）

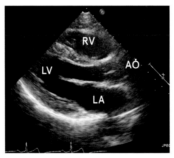

図2 ● 胸骨左縁左室長軸断面
LV：左室，RV：右室，LA：左房，
AO：大動脈基部

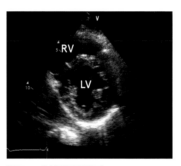

図3 ● 左室短軸断面
RV：右室，LV：左室

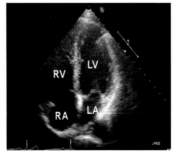

図4 ● 心尖部断面
RV：右室，RA：右房，LV：左室，
LA：左房

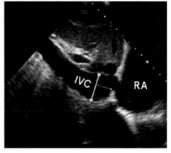

図5 ● 下大静脈
RA：右房，IVC：下大静脈

略語

LV
左室：left ventricle

RV
右室：right ventricle

LA
左房：left atrium

RA
右房：right atrium

AO
大動脈基部：aortic root

IVC
下大静脈：inferior vena cava

①被検者の体位は通常，左側臥位とします（**図1**）．

②探触子を胸骨左縁第3～4肋間に置き，左側腹部と右肩を結ぶ方向に断面を設定することで，胸骨左縁左室長軸断面が得られます（**図2**）．これは被検者の心臓の位置，軸方向，全体の大きさなどの評価に適しており，心エコー図の基本となる断面です．

③長軸断面から探触子を90°時計方向に回転すると，左室短軸断面が得られます（**図3**）．大動脈弁，肺動脈弁，僧帽弁の詳細な観察，左心室の動きの観察に適した断面です．

④心尖部に探触子を置き被検者の右肩方向に見上げると，心尖部断面が得られます（図4）．左心系と右心系のバランスや，弁膜症の評価に適しています．

⑤探触子を縦方向に剣状突起の真下に置き，被検者の右側へ傾けると下大静脈が描出され，体液量の評価に有用です（図5）．

心エコー図で得られる指標

左室収縮能の指標[1]

左室駆出率（LVEF）
- 算出式：左室1回拍出量÷左室拡張末期容量
- 正常：55%以上

左室内径短縮率（%FS）
- 算出式：（左室拡張末期径－左室収縮末期径）÷左室拡張末期径×100%
- 正常：30%以上

左室拡張能の指標[2]

左室流入血流速度波形（図6）
- E波：左室急速流入血流速度
- A波：心房収縮期入血流速度

右心負荷の指標[3]

推定収縮期右室圧（RVSP）
- 正常：40mmHg未満

下大静脈径
- 正常：最大径20mm以下かつ呼吸性変動あり

略語

LVEF
左室駆出率：left ventricular ejection fraction

%FS
左室内径短縮率：fractional shortening

略語

RVSP
収縮期右室圧：right ventricular systolic pressure

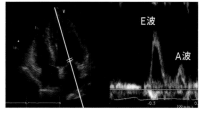

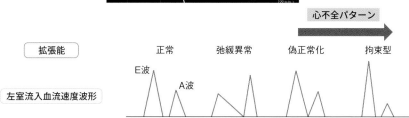

図6 ● 左室流入血流速度波形

弁膜症の指標〔大動脈弁狭窄症（AS）に関して〕

最大大動脈弁口血流速度

• 軽症AS：2.6 ～ 3.0m/s，中等症AS：3.0 ～ 4.0m/s，重症AS：4.0m/s以上

心エコー図による評価例

心エコー図で評価できる具体的な症例を**図7 ～ 9**に示します．

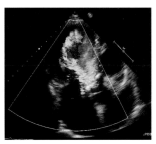

図7 ● 大動脈弁閉鎖不全症
カラードプラ法を使うと弁逆流の評価ができる．

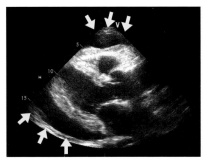

図8 ● 心嚢水貯留
全周性に心嚢水貯留を認める．カテーテル治療の合併症で穿孔した際には，すみやかに心エコー図で心嚢水を評価する必要がある．

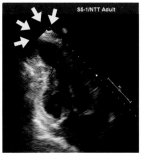

図9 ● 心尖部瘤
心筋梗塞後の変化として認めることがある．瘤内は血栓が形成されやすいため，注意深く観察する．

引用・参考文献

1. Lang, RM, et al：Recommendations for cardiac chamber quantification by echocardiography in adults: an update from the American Society of Echocardiography and the European Association of Cardiovascular Imaging. J Am Soc Echocardiogr, 28：1-39, 2015.
2. Nagueh, SF, et al：Recommendations for the evaluation of left ventricular diastolic function by echocardiography: an update from the American Society of Echocardiography and the European Association of Cardiovascular Imaging. J Am Soc Echocardiogr, 29：277-314, 2016.
3. Rudski, LG, et al：Guidelines for the echocardiographic assessment of the right heart in adults：a report from the American Society of Echocardiography endorsed by the European Association of Echocardiography, a registered branch of the European Society of Cardiology and the Canadian Society of Ecgocardiography. J Am Soc Echocardiogr, 23：685-713, 2010.
4. Nishimura, RA, et al：2017 AHA/ACC focused update of the 2014 AHA/ACC guideline for the management of patients with valvular heart disease：a report of the American College of Cardiology/American Heart Association Task Force on Clinical Practice Guidelines. J Am Coll Cardiol, 70：252-289, 2017.

4. 心臓CT検査

Check

● 心臓CT検査は，冠動脈やバイパス血管，大動脈弁などの評価に有効で，とくに冠動脈CT検査は，多列検出器CTにより循環器診療で広く活用されています．

● 役割は，冠動脈評価，血行再建後のフォローアップ，血管系の観察，肺野・縦隔・消化器系臓器などの心外所見の検索などです．

● 造影剤使用によるアレルギーをはじめとするさまざまな副作用が発現する危険性があることに留意し，初期対応の手順などについて十分に習熟している必要があります．

検査の特徴

　冠動脈やバイパス血管，大動脈弁などの評価に有効で，とくに冠動脈CT検査は，多列検出器CT（MDCT）により循環器診療で広く活用されるようになってきています．冠動脈CT検査は特異度が高く，CTで狭窄がなければ冠動脈狭窄は否定的であり，非観血的な虚血心の検査として重要な役割を担っています．

　心臓CT検査の主な役割としては，冠動脈評価（狭窄や石灰化，冠動脈の解剖学的走行など），血行再建（CABGやPCI）後のフォローアップ，弁や心筋・大動脈などの血管系の観察，肺野・縦隔・消化器系臓器などの心外所見の検索があります．

評価法

　冠動脈CT検査には，主に次のような評価方法，さまざまな表示方法があります（図1）．

①**非造影CT検査**：主な評価項目として冠動脈石灰化があります．他に内臓や心臓周囲脂肪，心筋の脂肪変性の評価も可能です．

②**Axial（体軸断層像）**：基本的な水平断像．

③**MPR（多断面再構成像）**：任意の断面像．

④**CPR（曲面再構成像）**：冠動脈を平面上に展開した画像．

⑤**AGV（アンギオグラフィック・ビュー）**：冠動脈造影に類似した画像．

⑥**VR（ボリュームレンダリング像）**：3次元表示した画像．

略語

CT
コンピュータ断層撮影法：computed tomography

MDCT
多列検出器CT：multi-detector computed tomography

CABG
冠動脈バイパス手術：coronary artery bypass grafting

PCI
経皮的冠動脈インターベンション：percutaneous coronary intervention

MPR
多断面再構成像：multi-planar reformat

CPR
曲面再構成像：curved planar reformat

AGV
アンギオグラフィック・ビュー：angiographic view

VR
ボリュームレンダリング像：volume rendering

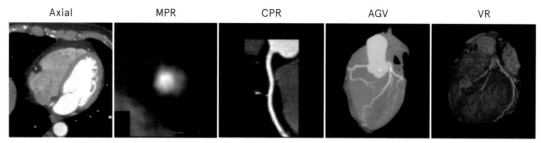

Axial	MPR	CPR	AGV	VR

図1 ● 冠動脈CT検査のさまざまな表示方法

Axial：体軸断層像，MPR：multi-planar reformat，CPR：curved planar reformat，AGV：angiographic view，VR：volume rendering.

（日本循環器学会：慢性冠動脈疾患診断ガイドライン（2018年改訂版）．p.53，2019．https://www.j-circ.or.jp/cms/wp-content/uploads/2020/02/JCS2018_yamagishi_tamaki.pdf（2022年2月閲覧）より引用）

注意事項

前投薬の使用

β遮断薬

心拍数を低下させることによる画像の質の向上，被ばく量の低減を目的に使用されます．検査の1時間前にメトプロロール酒石酸塩20〜100mgの内服，検査直前にランジオロール塩酸塩を静注するのが一般的です．

● 喘息・徐脈・心不全・大動脈弁狭窄症の患者では注意が必要である．

亜硝酸薬

冠動脈拡張による冠動脈狭窄の診断精度の向上を目的に使用されます．ニトログリセリン舌下錠の内服，あるいは舌下噴霧剤を使用するのが一般的です．

略語

PDE
ホスホジエステラーゼ：phosphodiesterase

● 低血圧・重症大動脈弁狭窄症・閉塞隅角緑内障・シルデナフィルクエン酸塩などのPDE阻害薬を服用中の患者は禁忌に相当する．

造影剤の副作用

造影剤アレルギー

アレルギー歴・気管支喘息・造影剤アレルギー歴がある人は副作用の発現率が高いといわれています[1, 2]．リスクが高い人には，前投薬（ステロイド）の使用を検討します．前日・当日のステロイド内服が望ましいとされています．

• **アナフィラキシー発現時の対応（図2）**[3, 4]

皮膚・粘膜症状（発疹や瘙痒感など），呼吸器症状（呼吸困難感や喘鳴など），循環器症状（血圧低下や意識障害など），消化器症状（嘔吐や腹痛など）が出現した

1	バイタルサインの確認 患者の循環，気道，呼吸，意識レベル，皮膚症状，体重の確認を行う．	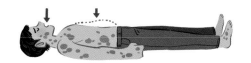
2	助けを呼ぶ 可能であれば蘇生チームなどの助けを呼ぶ．	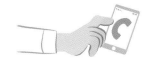
3	アドレナリンの筋肉注射 アドレナリンを体重0.01mg/kg（最大量は成人の場合0.5mg，小児の場合0.3mg）投与する． （必要があれば5〜15分毎に1〜2回再投与を行う）	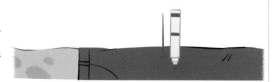
4	下肢挙上を行う 患者を仰臥位にして30cmほど足を挙げる． （この時，急に立ったり座ったりすることで急変する可能性があるため注意する）	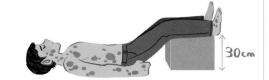
5	酸素投与 必要な場合は，フェイスマスクか経鼻エアウェイにて高流量(6〜8L/分)の酸素投与を行う．	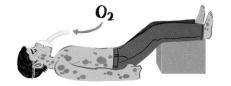
6	輸液 静脈の確保を行い，必要があれば0.9%の生理食塩水を5〜10分間輸液する． 投与量：5〜10mL/kg(成人)，10mL/kg(小児)	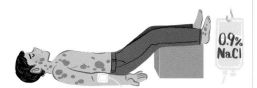
7	心臓マッサージ 必要があれば胸部圧迫し心肺蘇生を行う．	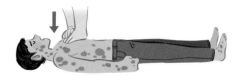
8	バイタル測定 患者の血圧，脈拍，呼吸，血中酸素濃度を頻回に確認する．	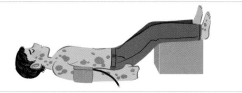

図2 ● 造影剤によるアナフィラキシー発現時の初期対応の手順

(Simons FE, et al；World Allergy Organization：World allergy organization guidelines for the assessment and management of anaphylaxis. World Allergy Organ J, 4(2)：13-37, 2011. を参考に作成)

場合，造影剤によるアナフィラキシーが疑われ，迅速な対応が必要です．

造影剤腎症

略語

Cr
クレアチニン：creatinine

　造影剤投与72時間以内に，Crが25％以上あるいは0.5 mg/dL以上増加した場合に造影剤腎症と診断するとされています．予防法として，造影剤使用の前後で外液の輸液を行います．

甲状腺クリーゼ

　甲状腺機能亢進症の人は甲状腺クリーゼを引き起こす可能性があります．甲状腺ホルモン値を事前に確認しておく必要があります．

乳酸アシドーシス

　ビグアナイド系糖尿病薬の重篤な副作用である乳酸アシドーシスを誘発するため，造影剤使用の前後48時間は使用を控える必要があります．

引用・参考文献

1. 日本循環器学会ほか：慢性冠動脈疾患診断ガイドライン（2018年改訂版）．日本循環器学会，2019.
   https://www.j-circ.or.jp/old/guideline/pdf/JCS2018_yamagishi_tamaki.pdf（2021年9月16日検索）
2. 日本医学放射線学会：造影剤安全性管理委員会：ヨード造影剤ならびにガドリニウム造影剤の急性副作用発症の危険性低減を目的としたステロイド前投薬に関する提言（2018年11月改訂版）．2018年11月15日.
   http://www.radiology.jp/member_info/safty/20181115.html（2021年9月16日検索）
3. Simons FE, et al；World Allergy Organization：World allergy organization guidelines for the assessment and management of anaphylaxis. World Allergy Organ J, 4(2)：13-37, 2011.
4. 日本アレルギー学会：アナフィラキシーガイドライン．2014
   https://anaphylaxis-guideline.jp/pdf/anaphylaxis_guideline.PDF（2021年9月16日検索）

第5章

心臓カテーテル室でのケア

Contents

1. 患者入室準備

Check

● 心カテ室は，予定入院患者だけでなく，緊急入院患者をすみやかに受け入れられるように準備をする必要があります．

● チェックリストを用いて部屋の準備や点検を確実に行うとともに，急変時対応や緊急心カテに必要な物品や機材を，常に最新でいつでも使用できるように準備します．

● 患者が不安なくカテーテル検査が行えるようにオリエンテーションを行うとともに，既往歴や現病歴，禁忌薬などの患者情報の取得と共有が大切です．

略語

IABP
大動脈内バルーンパンピング：intra-aortic balloon pumping

PCI
経皮的冠動脈インターベンション：percutaneous coronary intervention

はじめに

　心カテ室は，予定入院患者だけでなく，急性心筋梗塞などの緊急入院患者をすみやかに受け入れられるように準備をする必要があります．

Point

● 筆者の施設では部屋の準備や点検がもれなく確実に行われるよう，チェックリストを使用している（表1）．

表1 ● 部屋点検チェックリスト

始業時チェック	終業時チェック
□配管接続　酸素接続（酸素流出確認） 　　　　　　吸引接続（吸引圧確認）	□配管接続解除
□バッグバルブマスク・ジャクソンリース確認	□バッグバルブマスク・ジャクソンリース確認
□除細動器点検	□検査台清掃
□IABP充電チェック	□緊急PCIセット確認
□検査台準備（バスタオル2枚・防水シーツ・手台・ソフトガーゼ・テープ）	□緊急体外式ペースメーカーセット確認
□検査・治療準備（シース・ガイドワイヤー・カテーテル）	□緊急PCPSセット確認
□清潔台・ヘパリン加生食準備	□輸液ポンプ1台，シリンジポンプ2台
□輸液ポンプ1台，シリンジポンプ2台	□物品カート・検体スピッツ補充
□電子カルテPC起動	□救急カート点検
□PC周囲・処置台清掃	□電子カルテPC終了
□温タオル準備	□PC周囲・処置台清掃
□有線放送ON	□有線放送OFF

また，急変時の対応に備えた物品や機材が，常に最新でいつでも使用できるよう準備しています．物品の補充や詳細な点検は終業時に行い，始業時はすみやかに部屋の準備が完了するようにしています．

部屋の準備

酸素・吸引など医療ガス配管接続の準備

心疾患の患者は心カテ中に呼吸状態や循環動態が悪化するリスクが高いです．そのため，酸素投与がすぐに行えるように酸素マスクなどの準備や，気分不快時に対応できるように嘔吐処理バッグや吸引の準備が必要となります（図1）．

心不全増悪や急変時に備えて，非侵襲的陽圧換気（NPPV）や人工呼吸器が接続できるよう準備するとともに，経皮的心肺補助装置（PCPS）使用時も酸素接続が必要となるため，医療ガス配管が不足しないように配慮します．

薬剤の準備

ヘパリン加生理食塩水（図2）

カテーテルやガイドワイヤーのエア抜きや血栓の付着を防ぐため，ヘパリン加生理食塩水（以下，ヘパ生）をバット内に満たして使用します．当院では，ヘパリン5,000単位を1Lの生理食塩水で希釈調製したものを使用しています．

Point

● ヘパリン起因性血小板減少症（HIT）の既往がある患者や疑いのある患者は，ヘパリンではなくアルガトロバン水和物（ノバスタン®）に変更する必要がある．

略語

NPPV
非侵襲的陽圧換気：non-invasive positive pressure ventilation

PCPS
経皮的心肺補助装置：percutaneous cardio-pulmonary support

略語

HIT
ヘパリン起因性血小板減少症：heparin-induced thrombocyto-penia

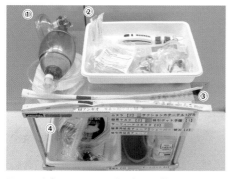

図1 ● 酸素マスク，吸引に必要な物品
①バッグバルブマスク，ジャクソンリース，②酸素マスク，酸素カニューレ，③吸引チューブ，④Y管（酸素用，空気用），⑤嘔吐処理バッグ，⑥蒸留水（吸引後流し用）

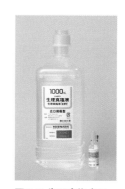

図2 ● 生理食塩水とヘパリン

局所麻酔および心カテで使用する薬剤

　心カテ中に使用頻度が高い薬品のほか，アレルギー出現時，緊急時にすぐに投与が必要な薬品を選択し，心カテ室の薬品カート（**図3**）内に常備しています．

Point　●ニトプロ®，シグマート®はPCIの直前に冷所から出して準備しておく．

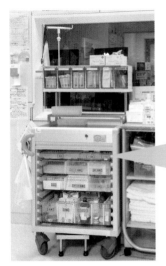
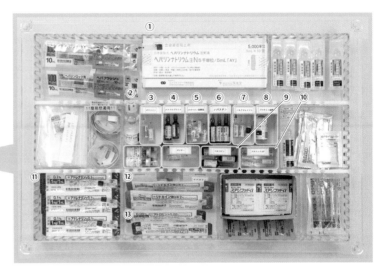

図3 ● 薬品カート
①ヘパリン，②ヒドロコルチゾンコハク酸エステルナトリウム（ソル・コーテフ®），③d-クロルフェニラミンマレイン酸塩（ポララミン），④メトクロプラミド，⑤パパベリン塩酸塩，⑥アルガトロバン水和物（ノバスタン），⑦ノルアドレナリン，⑧プロタミン硫酸塩，⑨ニカルジピン塩酸塩，⑩ヒドロキシジン塩酸塩（アタラックス-P），⑪アドレナリン，⑫静注用リドカイン2%，⑬アトロピン硫酸塩
その他：局所麻酔用1%リドカイン（1%キシロカイン®），硝酸イソソルビド（ニトロール®），ニトロプルシドナトリウム水和物（ニトプロ®），ニコランジル（シグマート®）

造影剤（図4）

　用途や撮影部位によって種類や濃度が異なります．保管や管理，準備は臨床放射線技師が行います．保温庫で温めてから使用します．

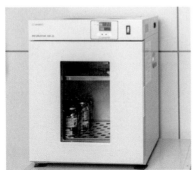
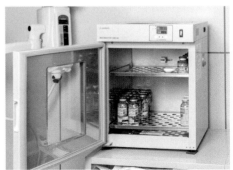

図4 ● 造影剤

検査台の準備（図5）

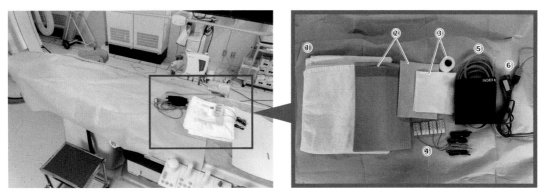

図5 ● 検査台
①バスタオル（掛け物），②防水布，③ソフトガーゼ・テープ（前貼り・手固定用），④心電図，⑤血圧計，⑥SpO₂モニター

清潔器材の準備

器械台展開（図6）

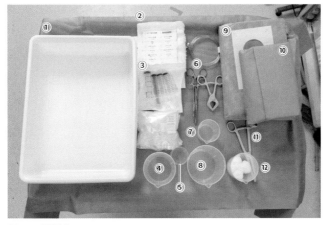

図6 ● 器械台
①バット，②ガーゼ，③シリンジ，④ヘパ生カップ，⑤薬杯，⑥リスター鉗子，⑦針捨てカップ，⑧排液カップ，⑨滅菌ドレープ，⑩滅菌ガウン，⑪消毒鉗子，⑫消毒カップ

Check out
the video below!

器械台の展開

 使用物品の準備
Point
● 使用するデバイス等の物品は事前に医師と確認を行い準備する（図7）.

第5章 心臓カテーテル室でのケア

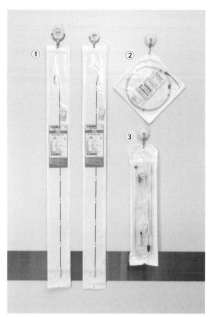

図7 ● 使用するデバイス
①カテーテル，②ガイドワイヤー，③シース

患者への説明と情報の確認

カテ前オリエンテーションの実施

　患者が不安なくカテーテルが受けられるよう，カテ室看護師は，DVDやパンフレットを用いて，カテ室入室後の流れや状況について説明します．初めてカテーテルを受ける患者だけでなく，以前に受けたことがある患者に対しても，事前に質問や気になっていることはないか確認し，患者が安心してカテーテルに臨めるように配慮します．

患者情報の確認

　患者が安全にカテーテルを受けるためには，患者情報を把握することが重要となります．既往歴やこれまでの経過による患者の重症度の把握や，アレルギーの既往と禁忌薬の確認が必要となります．

　とくに造影剤アレルギーがある場合や気管支喘息がある患者は，予防のためにステロイドや抗ヒスタミン薬の前投薬が使用されるため，前投薬の確認も必要となります．

　また，オリエンテーションでの対話のなかで，腰痛など疼痛部位の確認を行い，カテ中に安楽な体位で行えるよう調整するとともに，認知状況やADL，聴力や視力に合わせて看護ケアが行えるよう情報を得ます．

略語

ADL
日常生活動作：activities of daily living

チームカンファレンスでの情報共有

当院では，予定患者の以前の冠動脈造影所見を参考に，チームで治療内容の確認を行い，重症度や急変のリスク，必要な機器や物品の確認を行っています．情報を共有できているかどうかが急変時に対するチームの心構えと対応の成否に影響を及ぼします．

急変時対応に備えた準備

救急カートの点検

当院の救急カートは院内共通の物品や薬品が収納され，配置も決められています（図8）．

院内共通チェックリストを用いて点検を行います．

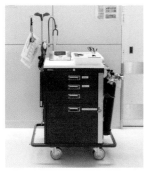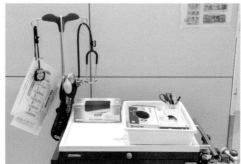

図8 ● 救急カート

除細動器の点検（図9）

院内共通チェックリストを用いて除細動器の点検を行います．充電で使用できるように充電されているか確認し，電源コードを抜いた状態で作動チェックを行います．

Check out
the video below!

除細動器の点検

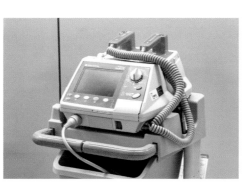

図9 ● 除細動器

IABP，PCPS，体外式ペースメーカー挿入時の必要物品

　IABPなど緊急性の高い処置の際に必要な物品を，筆者の施設ではセット化して収納しています（**図10**）．

A．IABPセット

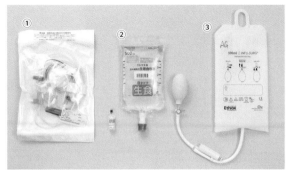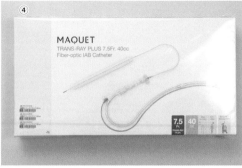

①圧モニタリング用チューブ，②生理食塩水500mL，ヘパリン5,000単位，③加圧バッグ，④IABPカテーテル

B．PCPSセット

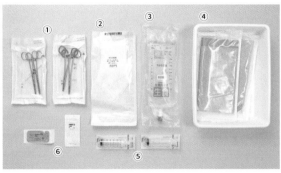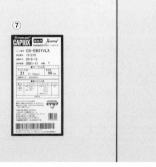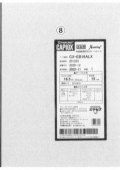

①滅菌チューブ鉗子，②ガーゼ，③生理食塩水1L，④中四角布，⑤ロック付シリンジ50mL，⑥縫合針，⑦脱血カニューレ，⑧送血カニューレ

C．ペースメーカーセット

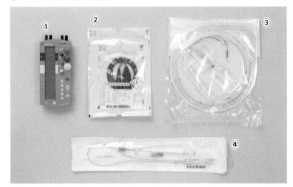

①体外式ペースメーカー本体
②電極コード
③電極カテーテル
④シース

図10 ● 急変時の必要物品

緊急心カテの準備

急性心筋梗塞，とくにST上昇型急性心筋梗塞（STEMI）では，来院してから90分以内に冠動脈の血流が再開すること（再灌流）が求められています．再灌流が早ければ早いほど患者の予後が改善するため，心カテ室の準備を迅速に行い，できるだけ早く治療を開始します．

略語

STEMI
ST上昇型急性心筋梗塞：ST-segment elevation myocardial infarction

緊急PCIセット

夜間や休日など少人数で対応するため，物品が誰でもすぐに出せるように，緊急PCI用のデバイスをセット化しています（**図11**）．セット化することで，準備時間の短縮にもつながります．

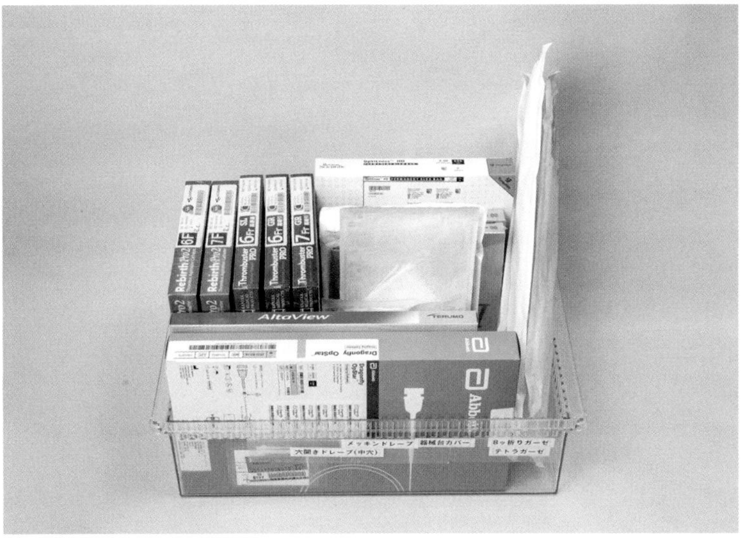

図11 ● 緊急PCIセット

第 5 章　心臓カテーテル室でのケア

2. 患者受け入れから入室

Clinical Nursing Skills | Cardiac Catheterization Nursing

Check

- 事前に，検査・治療時に必要となる身体的・精神的ケアは何かをアセスメントするために，術前訪問時のカルテなどから患者情報を取得します．

- 受入れの際は，誤認防止のための患者確認，不測の事態に備えた点滴の確認，疼痛の評価，申し送り時の確認事項のチェックなどを的確に行います．

- 入室の際は，検査台は病棟ベッドよりも幅が狭く高い位置にあることから，転倒・転落のリスクが高いことに留意するとともに，各種ラインやカテーテルなどが引っ張られないよう，事故抜去の防止に細心の注意を払います．

患者受け入れ

1 事前確認：検査・治療時，患者に必要な身体的・精神的ケアは何かをアセスメントするために，術前訪問時のカルテなどから情報をとります．

略語

ADL
日常生活動作：activities of daily living

Point
- ADL（自分でどの程度動けるのか）
- 認知機能（認知機能低下やせん妄のリスクはないか）
- コミュニケーション能力（難聴や構音障害はないか）
- 緊張や不安は強くないか

Check out
the video below!

患者入室時の確認

2 患者誤認防止のために，患者名・生年月日をネームバンドと検査依頼表をみながら確認を行います．

Point
- 患者自身に名乗ってもらう．

3 検査や治療中の不測の事態に備えて，点滴の確認を行います．

Point
- 挿入部に腫れや痛み，漏れはないか
- 滴下は十分に行えるか

略語

NRS
数値的評価スケール：
numeric rating scale

4 入室時からある痛みは数値的評価スケール（NRS）を用いて評価します．

Point
- 検査や治療により痛みが増悪していないか評価する．
- 腰部や膝の痛みが強い場合は，入室後鎮痛薬使用の検討を行う．

5 申し送り時の確認事項をチェックします.

Point
- 書類の患者確認
- 検査, 治療, 造影剤使用の同意書のサイン確認
- 付属物の確認 (酸素投与, 点滴指示の確認)
- 造影剤アレルギー (前投薬の確認)
- 腎機能の確認 (ハイドレーションしているのか)
- 乳がんの有無, シャント肢 (血圧測定の禁忌側の確認)
- 禁忌薬剤 (局所麻酔薬や前立腺肥大, 緑内障, 大動脈弁狭窄症の確認)
- 休薬している薬の確認 (インスリン, ビグアナイド系糖尿病薬)
- βブロッカーの内服確認 (アナフィラキシーショック発現時にグルカゴン使用)
- カフェイン飲料を摂取していないか (アセチルコリン負荷時)
- 出棟前のバイタルサイン, 末梢動脈触知の程度
- 身体的, 精神的状態について確認 (必要時)

入室

　検査台は狭く, 病棟ベッドより高さがあるため, 転倒・転落のリスクが高いため注意が必要です. また, 末梢静脈ライン, 中心静脈カテーテル (CVC), 膀胱留置カテーテルなどの付属物が引っ張られないよう留意し, 抜去予防をします.

車椅子での入室

　車椅子で入室する場合は, 次のPointに留意します.

Point
- 不安軽減につながる声掛けを行い笑顔で接する.
- ステップを用意し看護師が安全確認を行う.
- ステップを上がったら検査台に腰を掛けてもらう.
- 仰臥位になるまで患者の傍から離れない.

ストレッチャーでの入室

　ストレッチャーで入室する場合は, 次のPointに留意します.

Point
- 自身で動ける場合は水平移動する (ストッパーがかかっているか確認).
- 自身で動けない場合は医療従事者が4名以上で移乗する.
- 付属物が抜けないよう注意する.

略語

CVC
中心静脈カテーテル:
central venous catheter

第**5**章　心臓カテーテル室でのケア

3. カテーテル検査・治療中のケア

Check

● 検査・治療前には，患者への声掛け，付属物の確認，安楽な体位の保持，安全への配慮，穿刺部位の準備，モニター装着，消毒・ドレーピングや造影剤接続の補助などを行います．

● 検査・治療中は，局所麻酔，穿刺，シース挿入，ワイヤー操作，カテーテル挿入，造影・検査・治療の補助などを行います．

● 医師が検査・治療に集中できるように介助するとともに，手技に集中するあまり気づきにくい可能性がある患者の変化にいち早く気づき，状態悪化を防ぐ配慮が必要です．

検査・治療前のケア

1 患者への声掛け

患者に検査・治療前に行われる準備や検査台が動くこと，透視の装置が顔に近づくことを説明します．

Check out
the video below!

カテーテル検査の実際の
様子

(!) Point
● 準備は看護師だけでなく，放射線技師や臨床工学技士も行うため，同時に準備が進んでいくことも説明する．

2 付属物の確認

移乗後も点滴の滴下は指示どおりに行われているか，点滴刺入部の異常はないか，接続のゆるみはないか確認します．

膀胱留置カテーテル挿入中の場合，屈曲はないか確認し，チューブは消毒の妨げにならないよう足の下を通します．

(!) Point
● 低心機能・透析患者の場合，とくに注意する．
● チューブの接続部や凹凸が体の下になってないように位置を調整する（発赤や水疱など皮膚トラブルの要因となるため）．
● 検査台が動くため，点滴などのチューブ類が挟まったり，引っ張られたりしないか確認する．

3 安楽な体位の保持

腰痛や膝痛がある場合，膝の下にクッションを置き，疼痛増悪の予防をします．

枕の高さを調整し，保温への配慮も行います．

Point
- 検査・治療の妨げにならない程度，できる範囲内で医師と相談しながら実施する．
- 苦痛が緩和されない場合は鎮痛薬を医師と相談し投与する．

4 検査・治療中の安全への配慮

検査台の幅が狭いため，バンドを使用して転落予防を行います．

Point
- 認知機能低下やせん妄の徴候があり，検査中の安全に不安がある場合は，鎮静薬の使用を医師と相談する．
- 鎮静剤使用の場合はEtCO₂モニターを装着し，数値や無呼吸に留意する．

略語
EtCO₂
呼気終末二酸化炭素分圧：end-tidal carbon dioxide

5 穿刺部位の準備

次のように，穿刺部位（**図1**）に応じた準備を行います．

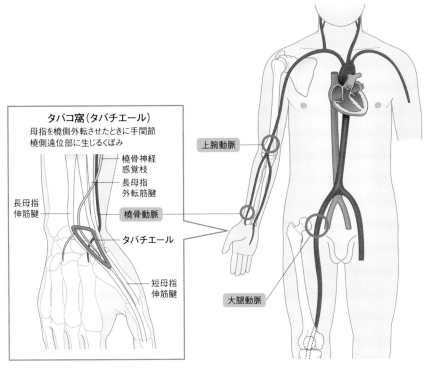

図1 ● 穿刺部位（各種動脈とタバコ窩）

内の図の説明：
タバコ窩（タバチエール）
母指を橈側外転させたときに手関節橈側遠位部に生じるくぼみ
橈骨神経感覚枝
長母指外転筋腱
橈骨動脈
長母指伸筋腱
タバチエール
短母指伸筋腱
上腕動脈
大腿動脈

Point
- 橈骨動脈
  1) アレンテストを行い，脈が触れる位置を事前に確認する
  2) 手のひらを上にして穿刺しやすいように固定する
  3) 脈が触れにくい場合はあまり伸展させない（脈が触れにくくなるため）
- 上腕動脈
  1) 脈が触れる位置を事前に確認
  2) 肘を伸展させ，内旋しないように手のひらを上にして固定する（肘の下にタオルを置くなど工夫する）

Check out the video below!

アレンテスト

穿刺時の固定（橈骨動脈）

● 大腿動脈
　1）脈が触れる位置を事前に確認
　2）消毒の妨げにならないように前貼りテープを貼る
　3）静脈穿刺の可能性を考え前貼りテープは最小限にする
　　（急変時，Vシースを挿入する場合があるため）
● タバコ窩：事前固定は不要

6　モニターの装着

● 心電図
　1）アルコール綿などで軽く汚れや油分をふき取ってから貼る
　　（検査や治療中に剥がれにくくなる）
　2）必要時，除毛を実施する
　3）入室時の心拍数，基本調律，不整脈，ST変化を把握する
● 血圧計
　1）穿刺部と反対側に装着する
　2）シャントや乳がん手術後，鎖骨下・腕頭動脈狭窄がある場合は下肢
　　に装着する
　3）入室時と検査・治療時の動脈圧と同調しているか確認する
● パルスオキシメーター
　1）基本は足趾に装着（血圧測定時に値が表示されないため）
　2）ペディキュアがないか，爪の変形でプローブのずれや浮きがない
　　か確認
　3）波形が表示されるか確認

Check out
the video below!

ガウン介助

7　医師ガウン介助，検査・治療の必要物品を医師へ渡す

ガウン介助し，医師へ検査・治療に使用する薬品や物品を清潔に渡します．

● 薬品・物品を読み上げ，医師にも復唱と目視で確認してから渡す．
● シリンジに薬品名が記載されたシールを貼る（医師）．

8　タイムアウト

患者確認，既往，検査・治療名，アレルギー，禁忌の確認をします．

9　消毒，ドレーピング

医師が消毒し，ドレーピングの介助をします．

● モニター，点滴の最終確認のタイミング
● 患者への声掛け（これから始まること，痛み増強時は動かず声で知ら
　せるよう説明する）

10　造影剤接続の介助

検査・治療中の看護

1 局所麻酔，穿刺，シース挿入
・疼痛出現

　あらかじめ痛みがあることを伝え，穿刺部を動かさないよう声掛けを行い，痛みが強い場合は，局所麻酔薬増量を医師と相談します．

● 徐脈や血圧低下，吐き気など迷走神経反射に注意する．

・血管攣縮

　シースがスムースに挿入できない場合に起こります．
　血管拡張薬を動注することで緩和されます．

● 血圧低下に注意する．

2 ワイヤー操作，カテーテル挿入
- **血管穿孔**：穿刺部以外に痛みを訴えたら腫脹していないか確認する
- **冠動脈穿孔(造影剤漏洩)**：ST変化，胸痛出現，血圧低下がないか注意する
- **心タンポナーデ(心タンポ)**：血圧低下など全身状態の悪化に注意する

3 造影・検査・治療
・患者ケア

　合併症出現の可能性があるため，造影を確認しながらモニター観察を行います．

　患者への声掛けは，手技の合間や放射線防御を考慮したタイミングで行います．

● ワイヤー操作中やPOBA・ステント留置時は急変以外避ける．
● 放射線が出ている時の頭側からの声掛けはフラットパネル側を避ける．

・検査・治療の補助

　医師が治療や検査に集中できるように介助し，手技に集中していると気がつきづらい変化にいち早く気づき，状態悪化を防ぐことも大事なケアです．

● 医師の手技を確認しながら予測しておくとスムースに進む．
● モニターの位置や部屋の明るさを調整する．
● 血圧や心電図，心拍数に変化があった場合は報告する．
● 血管外漏洩の報告

略語
POBA
単純古典的バルーン血管形成術：plain old balloon angioplasty

4. 検査・治療終了から退室までのケア

Clinical Nursing Skills ｜ Cardiac Catheterization Nursing

Check

- 患者に検査・治療が終了したことを伝え，バイタルサイン，心電図波形に変化がなく安定していることを確認します．

- 検査・治療が安全に遂行されたかについて，チェックリストに基づき医師とサインアウトを行います．

- 止血デバイスを用いてシースを抜去し，身体に塗布した消毒薬を清拭した後，ストレッチャーなどに移乗し，退出基準を満たしていれば，病棟への引継ぎを行い退室します．

検査・治療終了時

1 患者に検査・治療が終了したことを伝えます．

Point
- バイタルサインや心電図波形に変化がなく，安定していることを確認する．

Check out
the video below!

サインアウト

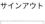

2 医師とサインアウトを行います（**表1**，**表2**）．

Point
- 医師と行うことで検査・治療が安全に行われ，終了したかを確認し合う．

表1 ● サインアウトテンプレート

確認事項	チェック
医師・看護師による確認	□治療・検査・処置名 □器具，針カウントの終了
検体の有無	○ある　　　　　　○ない →□対処した
器具の不具合の有無	○ある　　　　　　○ない →□対処した

表2 ● 退出基準

1．意識の状態が安定している
2．呼吸の状態が安定している
1）気道閉塞がない
2）気道反射が保たれている
3）呼吸音と呼吸数が正常で低換気状態ではない
4）酸素投与下の経皮的動脈血酸素飽和度が95％以上である
3．循環動態が安定している（以下のいずれかを満たしている）
1）緊急の治療を必要とする徐脈，頻脈がない（50≦心拍数≦90を満たしている）
2）緊急の治療を必要とする血圧でない（100≦収縮期血圧≦150を満たしている）
4．痛みが許容できる範囲である
5．悪心・嘔吐が許容できる範囲である
6．低体温がなくシバリングが許容できる範囲である

3 止血デバイスを使用しシースを抜去します．

Point

● 抜去時，痛みが生じることを説明する．

穿刺部位の止血には次のようなデバイスが使用されます（**図1**）．
- 橈骨動脈穿刺時：TRバンド™（テルモ株式会社）など
- 上腕動脈穿刺時：BLEED SAFE（メディキット株式会社）など
- 大腿動脈穿刺時：Angio-Seal™（テルモ株式会社），パークローズProStyle™/
パークローズPROGLIDE™（アボットメディカルジャパン
合同会社）など
- 膝窩動脈穿刺時：ゼメックス止血システム　とめ太くん®（ゼオンメディカル
株式会社）など

①橈骨動脈　　　　　②上腕動脈　　　　　③大腿動脈

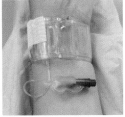　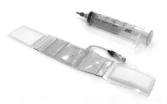　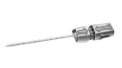　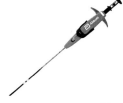

TRバンド™（テルモ）　BLEED SAFE（メディキット）　Angio-Seal™（テルモ）　パークローズ ProStyle™
（アボットメディカルジャパン
合同会社）

図1 ● 各種の止血デバイス

4 体についた消毒薬を拭き取ります.

(!)
Point
● 発赤や穿刺部の腫脹, 出血がないか全身の観察を行う.

5 検査台から車椅子(ストレッチャー)へ移乗します.

(!)
Point
● 起き上がる時にふらつきがないか確認し転倒・転落を予防する.
● 穿刺部から出血しないよう, 介助する.

6 病棟への引継ぎを行います.

(!)
Point
● 造影剤の使用量, 放射線量2Gy以上でないかを確認する.
　→腎機能障害がある場合, 腎代謝できず心不全となる可能性がある.
　　放射線量により皮膚障害が2〜3日後に出現する可能性がある.
　　多病枝狭窄であった場合, 帰室後胸痛発作を起こす可能性がある.

退室

退出基準(**表2**参照)を満たしていない場合はユニットへの入室について, 担当医と相談します.

第 6 章

起こりうる
合併症

Contents

1. 血管迷走神経反射

Check

● 血管迷走神経反射はカテーテル検査を受ける患者の約3%にみられ，穿刺時やシース抜去時の疼痛などが誘因となり起こります．

● 血圧低下が起こった際はすぐに血管迷走神経反射とするのではなく他の疾患を鑑別して除外していくことが大切です．

● 処置の前に十分に鎮静を行い不安を取り除くことが予防につながります．

血管迷走神経反射とは

　血管迷走神経反射は，徐脈，低血圧，あくび，冷汗，悪心・嘔吐などを症状とします．カテーテル検査を受ける患者の約3%にみられ，以前にも同様の症状があった人，不安が強い人，緊張しやすい人，自律神経障害がある人などで，穿刺時やシース抜去時の疼痛などが誘因となって起こります（図1）．

　また，迷走神経が過緊張することで，一過性に心拍数の低下や血管拡張による血圧低下などをきたします．

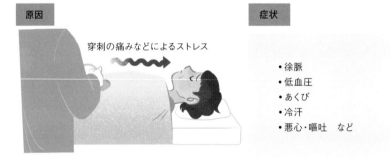

原因

穿刺の痛みなどによるストレス

症状

- 徐脈
- 低血圧
- あくび
- 冷汗
- 悪心・嘔吐　など

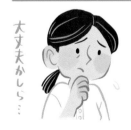

血管迷走神経反射を起こしやすい人

- 過去に血管迷走神経反射を起こしたことがある人
- 不安が強い人
- 緊張しやすい人
- 自律神経障害のある人　など

図1 ● 血管迷走神経反射の原因と症状

血管迷走神経反射が疑われる場合

　まず，血管迷走神経反射を疑いながら，他の血圧低下をきたす疾患を鑑別し除外することがとても大切です．言い換えれば，血管迷走神経反射は除外診断であります．具体的には，カテーテル検査・治療後の脱水，後腹膜出血や穿刺部などの出血，心タンポナーデなどの心原性ショック，脳梗塞，薬剤等のアナフィラキシーなどを考慮し，除外しなければなりません．

　血管迷走神経反射の場合は，徐脈がみられることが特徴的です．右冠動脈造影時に造影剤が冠動脈内に貯留すると徐脈傾向となることがありますが，患者に咳を促すことで冠血流量が増加し徐脈が改善します．

血管迷走神経反射の治療

　輸液負荷，アトロピン0.5 ～ 1.0mgの静脈内投与（**図2**），疼痛の除去などを実施します．場合によっては少量の昇圧薬を投与します．予防としては，処置の前に十分に鎮痛し不安を取り除くことで，発症させないようにすることが重要です．

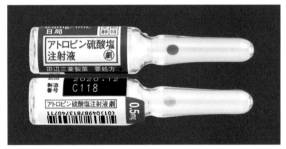

（画像提供：ニプロ株式会社）

図2 ● アトロピン硫酸塩注0.5mg「タナベ」

2. 造影剤アレルギー

Check

● 予後に大きな影響を及ぼすことがあるため，造影剤アレルギーの既往歴がある患者への造影剤投与は慎重に行う必要があります．

● イオン性と非イオン性の2種類の造影剤があり，わが国のカテーテル検査では，安全優位性が確立されている非イオン性造影剤の使用が標準となっています．

● 造影剤アレルギーの予防には抗ヒスタミン薬や副腎皮質ステロイドの前投与が有効であると考えられており，実施に際してはアメリカ放射線医会が作成したプロトコールが推奨されています．

病態

　カテーテル検査だけでなく各種画像診断などに，造影剤の使用は不可欠です．予後に大きな影響を与えることもあるため，造影剤アレルギーをもつ患者への投与はとくに慎重に行う必要があります．

　造影剤には血液より浸透圧の高いイオン性のものと低浸透圧または同じ浸透圧の非イオン性の2種類が存在しており，わが国でのカテーテル検査では，安全優位性の確立されている非イオン性造影剤の使用が標準となっています．

　しかし，安全優位性が確立されている非イオン性の造影剤でも，アレルギー反応のリスクはあります．元々アレルギー歴のある患者では，造影剤アレルギーの発症頻度は3倍以上となり，とくに造影剤アレルギーの既往がある患者は，5倍以上の発症リスクがあるといわれています．また，気管支喘息やアトピー性皮膚炎の既往がある患者についても高リスクであることが示されています．

症状（図1）

　造影剤アレルギーを疑う症状としては，咳・くしゃみ，嘔気・嘔吐，皮膚紅潮，瘙痒感，蕁麻疹などの皮膚症状などの軽度の反応から，呼吸困難，血圧低下，意識消失，心停止のような重篤なアレルギー反応まで，さまざまな臨床像を伴います．

　報告によりさまざまですが，造影剤アレルギーの発現率は，軽症例で約3％程度，重症例は約0.04％程度といわれています．

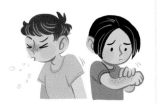
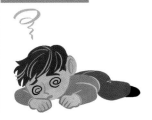

軽度の場合	重篤な場合
・咳・くしゃみ ・悪心・嘔吐 ・皮膚の紅潮・掻痒感 ・蕁麻疹　など	・呼吸困難 ・血圧低下 ・意識消失 ・心停止　など

⚠ 血管迷走神経反射と思い込み重篤なアレルギー反応を見逃さないよう注意！

図1 ● 造影剤アレルギーの症状

造影剤アレルギー高リスク患者に対する前処置

造影剤アレルギーの予防については，抗ヒスタミン薬および副腎ステロイドの使用が有効と考えられています．発症予防のための前処置には，現在各施設でさまざまな方法が用いられていますが，アメリカ放射線医会（ACR）が発行するマニュアルでは，**表1**に示すプロトコールが推奨されています．

略語

ACR
アメリカ放射線医会：
American College of
Radiology

第6章　起こりうる合併症

表1 ● American College of Radiology Manual on Contrast Media ver.10.2に基づくプロトコール[1]

下記のいずれかを実施する．
1. プレドニゾロン50mg（プレドニゾロン錠など各社製品あり）を造影剤投与の13時間前，7時間前，および1時間前に経口投与する．
2. メチルプレドニゾロン32mg（メドロール錠）を造影剤投与の12時間前と2時間前に経口投与する．
   上記1，2に，抗ヒスタミン剤を追加してもよい（ジフェンヒドラミン50mg［レスタミンコーワなど］を1時間前に筋注，皮下注または経口投与）．
3. 経口投与ができない場合には，デキサメタゾン7.5mg（デカドロン®など），もしくはベタメタゾン6.5mg（リンデロン®注など）などのリン酸エステル型ステロイドを静注してもよい．その場合は，急速静注は禁忌であり，1〜2時間以上かけて点滴投与が望ましい．
   注意：ヒドロコルチゾン，プレドニゾロン，メチルプレドニゾロンなどのコハク酸エステル型ステロイドを静注で用いると，喘息発作を誘発することがある（特にアスピリン喘息の患者）ので勧められません．経口ステロイドにはこのような危険性は少ないとされています．

（日本医学放射線学会造影剤安全性管理委員会：ヨード造影剤ならびにガドリニウム造影剤の急性副作用発症の危険性低減を目的としたステロイド前投薬に関する提言（2018年11月改訂版）より引用・作成）

引用・参考文献

1. 日本医学放射線学会造影剤安全性管理委員会：ヨード造影剤ならびにガドリニウム造影剤の急性副作用発症の危険性低減を目的としたステロイド前投薬に関する提言（2018年11月改訂版）．
   http://www.radiology.jp/member_info/safty/20181115.html（2022年1月25日検索）

3. 血栓塞栓症

Check

● 脳梗塞はまれですが，重篤な後遺症を残す可能性があるため，危険因子の有無を把握し，ヘパリン投与，エア抜き，慎重なワイヤー操作，バイタルサインの観察などを行い予防に努めることが重要です．

● Blue toe症候群は，検査・治療後1週間〜3か月以上を経て10〜20%の高頻度で発症するため，腎機能障害や好酸球上昇を認めたときは疑いましょう．

● ヘパリン起因性血小板減少症(HIT)は，ヘパリン使用に伴い血小板減少や血栓症を引き起こす合併症で，発症すると約5%の高率で死亡するため，出血や血栓症を疑ったときは迅速な対応が必要です．

病態

　血栓塞栓症は，血管内に形成された血の塊(血栓)が主要臓器に飛んで諸症状を伴うものであり，血栓だけでなく，コレステロール，空気塞栓，脂肪塞栓，異物などさまざまな塞栓原因があります．たとえば，冠動脈を閉塞すれば心筋梗塞，脳血管を閉塞すれば脳梗塞を発症することになります．

脳梗塞

略語

MRI
磁気共鳴画像法：magnetic resonance imaging

IABP
大動脈内バルーンパンピング：intra-aortic balloon pumping

　カテーテル検査に伴う合併症のなかではまれですが，重篤な後遺症を残す可能性があります．報告にもよりますが，0.1〜0.4%の頻度で発症するといわれており，MRIで検出すると15%もの頻度で無症候性の微小な塞栓を認めるという報告もあります．

　主に大動脈壁のプラークの破綻やカテーテルにより形成された血栓やプラーク損傷が脳血管への塞栓を起こすことによって起こります．また，造影剤や生理食塩水注入時に小さな空気が混入することで空気塞栓を起こすといわれています(図1)．

　脳梗塞を起こす危険因子としては，年齢，冠動脈病変の重症度，透視時間，糖尿病，高血圧，脳梗塞の既往，腎機能障害，大動脈内バルーンパンピング(IABP)や心肺補助装置などの使用，緊急でのカテーテル検査・治療を施行した場合などがあります．

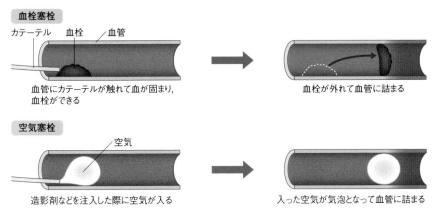

血栓塞栓

カテーテル　血栓　血管

血管にカテーテルが触れて血が固まり,
血栓ができる

血栓が外れて血管に詰まる

空気塞栓

空気

造影剤などを注入した際に空気が入る

入った空気が気泡となって血管に詰まる

図1 ● 血栓塞栓と空気塞栓

予防と対応

脳梗塞はカテーテル検査中から検査後にかけて, どのタイミングでも発症する可能性があり, 自覚症状やバイタルサインの変動にはとくに注意する必要があります.

検査時にヘパリン投与を行うことや十分なエア抜きを行うことが必要です. また, カテーテル交換時のワイヤー操作などにおいて血管壁を傷つけないように慎重に操作することも重要です.

疑われた場合は, CT, MRIを撮影し, 発症時期と症状の経過から治療方針を決定します. 基本的には, 急性期脳梗塞に準じて, 抗血小板療法, 抗凝固療法, エダラボンなどの投与の検討をしながら治療します.

略語

CT
コンピュータ断層撮影:
computed tomography

その他

Blue toe症候群 (コレステロール塞栓症)

カテーテル手技後の10 ～ 20％程度の頻度で発症します. 検査後1 ～ 2週間から3か月以上後に突然あるいは段階的に発症し, 全身に多彩な臨床症状を呈します. 検査・治療後に腎機能障害や好酸球上昇を認めたら, まず疑いましょう.

ヘパリン起因性血小板減少症 (HIT)

ヘパリン使用に伴う合併症で, 自己抗体(HIT抗体：PF4・ヘパリン複合体抗体)産生により血小板減少や血栓症を起こします. 頻度は0.5 ～ 5％に起こり, ヘパリン使用中だけでなく, 使用中止10日以後にも起こり, 約5％で死亡する重要な合併症です. そのため, 出血のリスクだけでなく, 血栓症を疑うのであれば, まず思い浮かべなければならない合併症で, 使用の中止など迅速な対応が必要です.

略語

HIT
ヘパリン起因性血小板
減少症：heparin-in-
duced thrombocyto-
penia

4. 不整脈

Check

● 不整脈は，カテーテル操作や造影剤・薬剤の使用などにより高頻度で誘発される合併症です．

● 心室頻拍や心室細動に対しては直流除細動が適応となり，心臓マッサージなどを含む緊急対応が必要です．

● アトロピンやカテコラミンの反応性が低い徐脈に対しては，一時的ペースメーカーによる緊急処置を行いますが，ペーシング不全などの合併症も起こりうるため十分に注意が必要です．

病態

　カテーテル検査・治療に伴う不整脈は頻度が高く，心疾患や冠動脈疾患に伴い，元々存在するものや医原性に発生するものもあります．

　カテーテル操作や造影剤・薬物の使用により誘発される不整脈があり，頻脈性不整脈で緊急性が高い心室頻拍や心室細動は直流除細動の適応となり，心臓マッサージを含めて検査・治療中に緊急で対応が必要です．とくに徐脈に対しては，アトロピンやカテコラミンの反応性が悪い場合，一時的ペースメーカーが必要となります．

対処法

一時的ペースメーカー（図1）

　脳虚血症状か血行動態の悪化を伴う徐脈が持続し，薬物に反応しない場合に適応となります．洞不全症候群や完全房室ブロックなどがあげられます．

　一時的な徐脈や永久的ペースメーカーが植え込まれるまでの緊急処置として，体外から行われることがほとんどです．もっとも多く行われているのは，右内頸静脈アプローチによる電極カテーテルを右心室に留置する，経静脈心内膜ペーシングです．電極を体外に出して，機械に接続することにより心臓に直接電気刺激を送ります．他にも，尺側皮静脈，上腕静脈，鎖骨下静脈，大腿静脈などもアプローチ可能です．

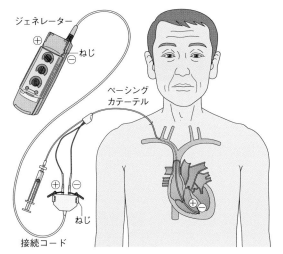

（布田伸一編：循環器疾患ベストナーシング．p.20，学研メディカル秀潤社，2009）

図1 ● 一時的ペースメーカー

（落合慈之監：循環器疾患ビジュアルブック，第2版．p.183，学研メディカル秀潤社，2017より引用）

留置後の注意点

　一時的ペースメーカーの電極は，体動によって容易に位置が移動するため，電極の固定の確認が必要です．姿勢や呼吸運動などで電極が微妙にずれて，一時的なペーシングトラブルになることもあります．電極固定後に，患者本人に深呼吸などをさせてリード先端の位置がずれないかチェックします．胸部レントゲン写真での確認も重要です．

一時的ペースメーカーの合併症

　カテーテル挿入時の心室頻拍・細動の出現，心室穿孔による心タンポナーデ，感染・敗血症などの合併症があります．

　ペーシング不全は，心室不応期外のタイミングでペーシング刺激が出力されているにもかかわらず，心筋がペーシングされずに捕捉不全を呈する状態をいいます．原因として，リード位置移動，電極近傍心筋の炎症や梗塞，リードと本体の接続不全，本体の電池消耗・故障・不適切な出力設定でのペーシングなどがあげられます．

引用・参考文献

1.　落合慈之監：循環器疾患ビジュアルブック，第2版．学研メディカル秀潤社，2017．

第6章 起こりうる合併症

5. 心タンポナーデ

Check

- 心タンポナーデは，出血により心嚢液が心膜に急速に大量に貯留することで心臓の動きが抑制された状態で，進行するとショック状態から急速に死にいたることがあります．

- 心筋生検，経皮的冠動脈インターベンション（PCI），ブロッケンブロー法などの心臓カテーテル手技により起こりうる合併症です．

- 心タンポナーデが疑われたときは，すみやかにカテーテルを抜去して心エコー検査を行い，診断がつけば，心嚢ドレナージを考慮します．

病態

　心タンポナーデとは，心臓を包んでいる膜（心膜）に出血などで心嚢液が大量にあるいは急速に増加して貯留することで，心臓の動きを抑制する状態です（**図1**）．その結果，心臓はポンプとして機能できなくなり，急速にショック状態（血圧が低下するために循環不全や意識障害を引き起こすこと）となり，緊急を要する疾患です．進行すると急速に死にいたるため，心嚢液が貯留しているスペースに向かって胸壁から針を刺して心嚢液を排液し，ショック状態から救う必要があります．

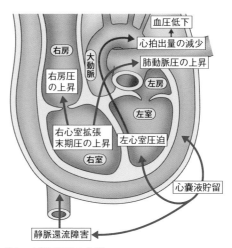

図1 ● 心タンポナーデ発症時の心臓

（落合慈之監：循環器疾患ビジュアルブック，第2版．p.253，学研メディカル秀潤社，2017より引用）

症状

症状として，倦怠感，呼吸困難，胸苦しさ，意識障害，循環不全（血圧低下），チアノーゼが起こります．ただし，徐々に時間をかけて心嚢液が貯留する場合では，大量になるまで（心臓の動きに影響が出るまで）無症状のこともあります．

原因となる手技

冠動脈造影検査のみで心タンポナーデの合併症を起こすことはありませんが，心筋生検（心臓の筋肉をつまんで採取する検査），冠動脈内で操作をする経皮的冠動脈インターベンション（PCI：冠動脈の治療のとき）やブロッケンブロー法[*1]（図2）で右房から左房へカテーテルを進める手技が必要となる際には，起こり得る合併症です．

対処法

心タンポナーデが疑われる場合には，すみやかにカテーテルを抜去して心エコー検査を行い，診断がつけば，心嚢ドレナージを考慮します．

略語

PCI
経皮的冠動脈インターベンション：percutaneous coronary intervention

用語解説
＊1 ブロッケンブロー法
経皮的僧帽弁交連裂開術，高度の大動脈弁狭窄症に対して左室圧測定が必要なとき，左房側のアプローチを必要とするカテーテルアブレーションなどにおいて必要とする手技である．

第6章　起こりうる合併症

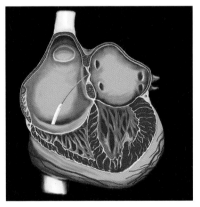

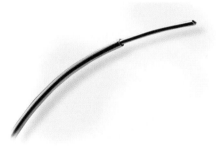

トランスセプタルニードルN

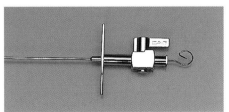

BRK穿刺針

図2 ● ブロッケンブロー法（画像提供：日本光電）

引用・参考文献

1.　落合慈之監：循環器疾患ビジュアルブック，第2版．学研メディカル秀潤社，2017.

6. 穿刺部出血・血腫

Check

● 動脈穿刺を伴うカテーテル検査では，出血が持続すると大きな合併症が高頻度で生じることがあるため，十分な注意が必要です．

● 大腿動脈アプローチによる手技中や術後に，原因不明の血圧低下・ショック状態や貧血の進行を認めたときは第一に後腹膜出血を疑い，適切な処置を行いつつ原因検索に努めます．

● 穿刺部位に応じて仮性動脈瘤や動静脈瘻などの合併症も生じうるため，病態に応じた適切な診断と処置が重要です．

はじめに

　カテーテル検査は基本的に動脈・静脈に対する穿刺を行い，血管内で操作しますが，とくに動脈穿刺の場合，出血が持続すると大きな合併症を生じることがあり，頻度も高いため十分な注意が必要です．

　大腿動脈穿刺アプローチで手技を行っている最中や術後に原因不明の血圧低下・ショック状態や貧血の進行を認めた場合には，第一に後腹膜出血を疑います．

診断と対処法

後腹膜出血 (図1)

　体表面の腫脹が認められないことが多いため診断が遅れることがありますが，疑われる場合はすぐに穿刺部側の下腹部の触診を行い，血腫を疑う所見がないかを確認します．しっかりと補液，必要に応じて輸血・血漿製剤を使用して血圧を保ちつつ腹部エコー検査，腹部CT検査を行い，原因検索を行います．

仮性動脈瘤 (図2)

　穿刺部に拍動性の血腫，疼痛を認めた場合，まず聴診で血管雑音の有無を確かめ，聴取された場合には仮性動脈瘤を疑い，エコーによるカラードプラー検査を行います．基本的には，エコープローベで，血腫と大腿動脈の交通のある

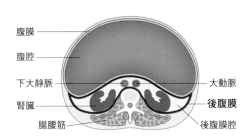

腹膜
腹腔
下大静脈 ——— 大動脈
腎臓 ——— **後腹膜**
腸腰筋 ——— 後腹膜腔

図1 ● 後腹膜

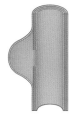

仮性(偽性)動脈瘤:動脈壁の外膜のみ
が伸長して瘤を形成しているもの

図2 ● 仮性動脈瘤

（落合慈之監:循環器疾患ビジュアルブック, 第2版.
p.305, 学研メディカル秀潤社, 2017より引用）

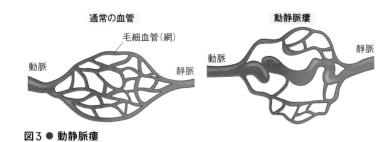

通常の血管
毛細血管（網）
動脈　　　静脈

動静脈瘻
動脈　　　静脈

図3 ● 動静脈瘻

部位を血流がなくなるまで圧迫します（15 ～ 30分）. 圧迫法以外では, エコー
ガイド下血管造影検査を行い, トロンビン注入療法や塞栓術を行う場合もあり
ます. 圧迫困難な巨大動脈瘤を呈した場合や皮膚に壊死所見が認められる症例
については, 外科的血腫除去術＋外科的血管修復術を行います.

動静脈瘻（図3）

　大腿動静脈は, 大腿骨頭レベルでは平行に伴走していますが, 浅大腿動脈レ
ベルになると動静脈が前後に重なってしまうため, 双方が穿刺されやすくなり
ます. 動静脈穿刺となった場合でも, 通常は圧迫により動静脈瘻は閉鎖します
が, 8Fr以上の太いカテーテルを使用する際には, 術後に動静脈瘻が形成され
やすくなります. また, 橈骨動脈や肘動脈の穿刺でも発生します.

　穿刺部の連続性血管雑音で診断され, 通常, 血行動態に悪影響を及ぼすこと
は少なく, 緊急処置を要することはまれです. 動静脈瘻は自然閉鎖することも
ありますが, 心不全の原因となることもあり, 圧迫やカテーテル治療で改善が
みられない場合, 修復には外科的瘻孔切除術が必要です.

引用・参考文献

1.　落合慈之監:循環器疾患ビジュアルブック, 第2版. 学研メディカル秀潤社, 2017.

7. 神経障害

Clinical Nursing Skills ｜ Cardiac Catheterization Nursing

Check

● 大腿動脈穿刺は，血管径が大きく穿刺が容易であるため，動脈閉塞や神経損傷のリスクは低いですが，重篤となりやすい出血合併症が起こることがあります．

● 橈骨動脈穿刺・遠位橈骨動脈穿刺は，血管径が比較的小さく止血が容易であるため出血のリスクは低いですが，まれに神経損傷が起こり，動脈閉塞は高頻度に起こります．

● 上腕動脈穿刺は，穿刺・止血ともに容易ですが，手首よりも血管径が大きいため，仮性動脈瘤や動静脈瘻および正中神経損傷のリスクが高まります．

末梢神経障害

　主要な動脈は静脈と伴走しており，同時に神経も近傍にあります（**図1**）．そのため，カテーテル検査・治療を行う際には，末梢神経障害の合併症も頭に入れておかなければなりません．

　基本的なアプローチ・穿刺部位としては，大腿動脈（足の付け根）・橈骨動脈（手首）/遠位橈骨動脈（親指と人差し指の間の付け根）・上腕動脈（肘）などがあります．静脈を穿刺する場合は駆血し，体表に近いため穿刺もしやすく，深部の神経損傷をきたすことは少ないです．大腿静脈は，大腿神経ともっとも離れているためより発生の可能性は低いと考えられます．

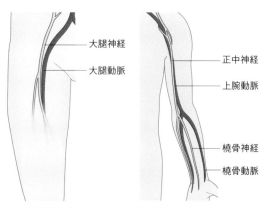

図1 ● 動脈と神経（大腿・上腕・橈骨）

穿刺部位による合併症と末梢神経障害のリスク

大腿動脈穿刺

　大腿動脈穿刺は，血管径が大きいため穿刺が容易であり，シースサイズの制限がなく，動脈閉塞も神経障害もきわめて少ないです．しかしながら，出血合併症が多く，重篤となりやすく，後腹膜出血，コレステロール塞栓症，仮性動脈瘤，動静脈瘻などの合併症があります．

橈骨動脈穿刺・遠位橈骨動脈穿刺

　橈骨動脈穿刺や遠位橈骨動脈穿刺は，患者の苦痛が少なく，止血器具を用いた圧迫止血を行うことが可能です．比較的血管径も小さいことから止血が容易であり，出血リスクも少ないですが，神経損傷のリスクは少ないものの皆無ではなく，まれに損傷し母指周囲のしびれ感などを訴える場合があります．また穿刺がやや難しいため動脈閉塞の頻度が高く，まれに母指球筋の萎縮も起こる可能性があります（手の血流・血管走行は亜型が多いが，尺側動脈との二重支配となっており，橈骨動脈が閉塞しても臨床的には問題とならないことが多い）．

上腕動脈穿刺

　上腕動脈穿刺は，穿刺が容易であり，術後安静の苦痛は少なく（上肢の伸展固定をするため苦痛を伴う場合もある），止血器具を用いた圧迫止血が行えます（止血は容易であり出血合併症は少ないものの，血流はよいため，まれに大きな血腫形成の合併症が起こることがある）．手首よりも血管径が大きいため，仮性動脈瘤や動静脈瘻の合併症の可能性があり，正中神経損傷のリスクが生じます．

8. 腎合併症

Clinical Nursing Skills ｜ Cardiac Catheterization Nursing

Check

● 造影剤使用後3日までに，血清クレアチニン値が0.5mg/dLまたは25％以上増加する状態を造影剤腎症といい，進行すると急性腎不全にいたり死亡する例もあります．

● 造影剤投与前に患者のリスクファクターを検討し，造影剤の使用限度を決定し，高リスクの場合には使用後の血液検査などの検査計画が必要です．

● 予防法や治療法は確立されておらず，発生頻度を減らすために造影剤の減量と検査前からの輸液が推奨されています．

造影剤腎症（CIN）

略語

CIN
造影剤腎症：
contrast-induced ne-
phropathy

eGFR
推算糸球体濾過量：
estimated glomerular
filtration rate

NSAIDs
非ステロイド性抗炎症
薬：non-steroidal an-
ti-inflammatory drugs

　造影剤を使用するうえで避けて通ることができないのが，造影剤腎症（CIN）です．定義はいくつか散見されますが，現在もっとも一般に使われているのが，「造影使用後3日までに，血清クレアチニン値が，0.5mg/dLまたは25％以上増加する状態を造影剤腎症と診断する」という定義です．急性腎不全にいたる例では乏尿や無尿になる場合があるので，尿量の測定，胸部レントゲン写真などの検査項目も追加します．

CINのリスクファクター

　造影剤使用前から患者のリスクファクターを検討し，造影剤の使用限度を決めて，高リスクの場合には使用後の血液検査などの検査計画が必要です．いたずらに腎症を心配するあまり必要な検査を回避し，治療を十分に行わないことは逆に患者の予後を悪くするといわれています．

　具体的なリスクファクターとして，慢性腎臓病（eGFR＜60mL/min/1.73m²），慢性心不全，糖尿病，脱水，NSAIDs（非ステロイド性抗炎症薬），メトホルミン（糖尿病薬），加齢，造影剤の過剰使用などがあげられます（**図1**）．

危険因子	リスクスコア
低血圧	5
IABP	5
CHF	5
年齢(75歳以上)	4
貧血	3
糖尿病	3
造影剤の量	1(100mL毎に)
sCr値>1.5mg/dL または eGFR<60mL/min/1.73m² →60〜40	4 2
40〜20	4
20〜	6

合計

リスクスコア	CINのリスク	透析のリスク
0〜5	7.5%	0.04%
6〜10	14.0%	0.12%
11〜15	26.1%	1.09%
16〜	57.3%	12.6%

図1 ● CINリスクスコア

(Mehran R, et al：A simple risk score for prediction of contrast-induced nephropathy after percutaneous coronary intervention: development and initial validation. J Am Coll Cardiol. 44(7): 1393-1399, 2004より引用)

予防と治療

　確立された予防法や治療法がないのが現状です．そのため，発生頻度を減らすよう，使用する造影剤の減量と検査前からの輸液が推奨されています．血液透析，血液濾過，薬物療法などによる効果が期待されてはいますが根拠に乏しく，明確な効果を示す薬剤や処置などは現在のところ見出されていません．

　具体的には，eGFR<60mL/min/1.73m²のような患者に対しては，前日より点滴を行い，検査時は尿量を確保できるように流速を速めて水和を行います．とくにリスクの高い症例に対しては，翌日まで点滴を行い，入院期間を延長して慎重に経過を観察します．

第6章 起こりうる合併症

引用・参考文献

1. Mehran R, et al：A simple risk score for prediction of contrast-induced nephropathy after percutaneous coronary intervention: development and initial validation. J Am Coll Cardiol. 44(7): 1393-1399, 2004.

Clinical Nursing Skills
ひとりだちできる　心臓カテーテル看護
基礎知識，検査と治療，症状とケア，合併症と対策

2022年4月5日　　初　版　第1刷発行

編　集	山﨑　正雄	（やまざき　まさお）
発行人	小袋　朋子	
編集人	増田　和也	
発行所	株式会社 学研メディカル秀潤社	〒141-8414　東京都品川区西五反田2-11-8
発売元	株式会社 学研プラス	〒141-8415　東京都品川区西五反田2-11-8
印刷製本	凸版印刷株式会社	

この本に関する各種お問い合わせ先
【電話の場合】
・編集内容については Tel 03-6431-1237（編集部）
・在庫については Tel 03-6431-1234（営業部）
・不良品（落丁，乱丁）については
　Tel 0570-000577
　学研業務センター
　〒354-0045 埼玉県入間郡三芳町上富279-1
・上記以外のお問い合わせは
　学研グループ総合案内 0570-056-710（ナビダイヤル）
【文書の場合】
・〒141-8418　東京都品川区西五反田2-11-8
　　　　　　　学研お客様センター
　　　　　　　『Clinical Nursing Skills　ひとりだちできる　心臓カテーテル
　　　　　　　看護　基礎知識，検査と治療，症状とケア，合併症と対策』係

動画の配信期間は，最終刷の年月日から起算して3年間をめどとします．
なお，動画に関するサポートは行っておりません．ご了承ください．

©M.Yamazaki 2022. Printed in Japan
・ショメイ：クリニカルナーシングスキルズヒトリダチデキルシンゾウカテーテル
　　　　　　カンゴキソチシキケンサトチリョウショウジョウトケアガッペイショウト
　　　　　　タイサク

本書の無断転載，複製，頒布，公衆送信，翻訳，翻案等を禁じます．
本書を代行業者等の第三者に依頼してスキャンやデジタル化することは，たとえ個人や家庭内の利用であっても，著作権法上，認められておりません．
本書に掲載する著作物の複製権・翻訳権・上映権・譲渡権・公衆送信権（送信可能化権を含む）は株式会社学研メディカル秀潤社が管理します．

　本書に記載されている内容は，出版時の最新情報に基づくとともに，臨床例をもとに正確かつ普遍化すべく，著者，編者，監修者，編集委員ならびに出版社それぞれが最善の努力をしております．しかし，本書の記載内容によりトラブルや損害，不測の事故等が生じた場合，著者，編者，監修者，編集委員ならびに出版社は，その責を負いかねます．
　また，本書に記載されている医薬品や機器等の使用にあたっては，常に最新の各々の添付文書や取り扱い説明書を参照のうえ，適応や使用方法等をご確認ください．

株式会社 学研メディカル秀潤社